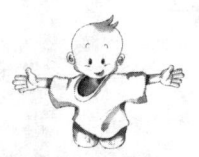

키가 쑥쑥 자라는 책

황종찬 박사

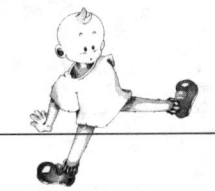
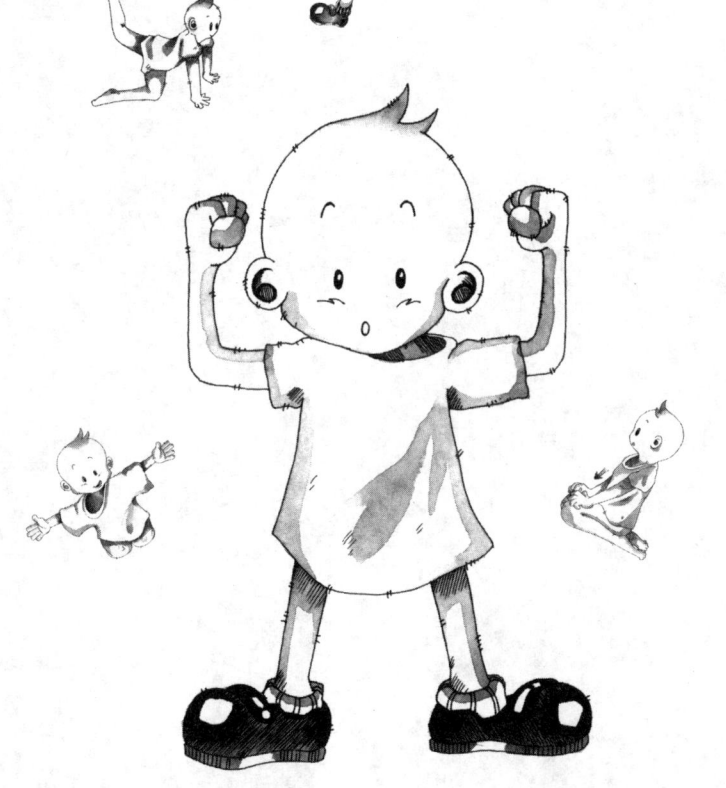

머 리 말

　근래 와서 생활의 변천 때문에 "키"에 대하여 무척 관심이 높아졌다. 물론 같은 값이면 키가 작은 것보다 늘씬하고 큰 것이 좋은 것은 당연한 일이다. 하지만 모든 것은 조물주의 뜻에 따라서 키가 작은 사람은 작은대로 큰 사람은 큰대로 살아가는 것이 지난날이었을 것이다.
　하지만 세태가 바뀌면서 남녀를 불문하고 "늘씬한 키"를 좋아하고 선호하는 시대가 왔다. 이 때문에 남녀노소를 불문하고 키에 대하여 관심을 가지지 않는 사람이 없게 되었다. 그래서 어떻게 하면 조금이라도 더 큰 키를 만들까 하여 각종 매스컴의 광고를 살피거나 아니면 병원 문을 두드리는 사람이 적지 않게 되었다. 그런데 독자들께서는 알아두어야만 할 몇 가지 상식이 있다.
　최근들어, 일반적으로 수술에 대한 선호도가 상당히 높아졌다. 물론 키에 대한 것 뿐만 아니라 다양한 수술들을 겁없이 함부로 실시하고 있으나 이러한 현상은 결코 좋은 것만은 아닐

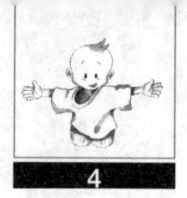

것이다. 여성들 같으면 예뻐지기 위해서 혹은 수술로 아기를 출산하는 제왕절개 같은 각종 수술을 시행하고 있다. 남성들도 여기에 동조하고 있다. 하지만 부득이한 수술이라면 몰라도 그렇지 않으면 가능한 한번 더 고려하고 심사숙고할 필요가 있다. 분명히 알아두어야만 할 일은 "수술요법"은 최후의 수단이 아니면 안된다고 하는 사실을 명심할 필요가 있다.

부작용이나 그 후에 닥칠 후유증도 만만치 않기 때문이다. 특히 키를 키우기 위해서 "일리자로프" 같은 수술은 전문의는 물론 가족이나 이웃과도 충분하게 대화와 의논을 한 후에 할 필요가 있을 것이다. 순간 잘못하면 수술 이후 후유증은 물론 옛날보다 더 좋지 않는 결과가 있기 때문이다. 의사도 사람인 이상 예기치 못한 결과가 있을 수가 있기 때문이다.

다음은 약물요법인데 이것도 전문의의 상의나 지시가 반드시 필요하다. 키가 크지 않거나 아니면 작은 원인은 여러 가지 이유가 있기 때문이다. 가령 영양이나 호르몬 이상 등 여러 원인에서 성장이 정지되어 있는 경우이다. 그래서 필자는 의사는 치료로서 낳게 하는 것이 아니라 그 원인을 알아냄으로 질병을 막거나 환자가 바라는 쪽으로 유도해 주는 "안내자(案內者)" 역할을 한다고 설명을 하였다.

쉽게 말을 한다면 여기서는 키가 더 성장할 수가 있음에도 불구하고 이 키가[어떤 사정?]에 의해 제어되어 있다라고 하면 이 키는 반드시 자라기 마련이다. 그 원인을 찾아내는 것이 의사인 것이다. 이 때문에 병원을 찾을 때는 가능한 세 곳 이상의 진단이나 소견을 종합해 듣고 결정할 문제라고 할 수가 있다. 가령 한 곳만 약물요법으로 한다고 하면 수술을 하는 것이 옳다. 이와는 반대로 두 곳이 약물치료를 하라고 하고 한 곳은 수술을 하라고 지시한다면 약물 쪽으로 따르는 편이 현명할 것이다. 이와 같이 전문가의 결단은 절대적이다.

하지만 이 "키 크는 방법"은 먼저 다른 질병과 마찬가지로

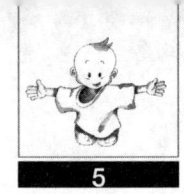

되도록이면 약물이나 운동요법을 택하는 것이 현명하다. 수술은 최후에 택해야만 하는 방법이기 때문이다.

키를 크게 하기 위해서는 성장판이 아직 닫히지 않은 청소년 시기에 영양, 운동, 환경(스트레스, 수면)같은 것을 충분히 고려되어야만 한다. 무조건 수술로 키를 늘리게 하는 것은 위험한 일이다.

끝으로, 어떻게 하면 "키를 키우는 일에 성공할까?"라는 점에 있어서는 판단과 결정 그리고 각오가 대단히 중요하다. 이런 점을 독자께서는 반드시 명심할 필요가 있다. 무슨 질병이라도 다 그러하겠으나 무엇보다 소중한 것은 당사자의 노력과 부단한 결심에 달려 있다고 할 수가 있다.

이 글을 쓴 필자로서 "키가 쑥쑥 자라는 책"에서는 안전하게 노력할 수 있는 방법을 여러 가지로 본문에 제시했다. 독자 여러분들이 조금이나마 도움이 되기를 바라는 바이다.

2002년 11월

차 례

의사는 질병을 치료하는 사람이 아니라 도움을 주는 사람일 뿐이다. 13

일리자로프 수술은 어떤 것일까? 17
유행이란 부질없는 한때의 것 21
그래도 키를 크게 하겠다는 결심이라면 키가 크는 원인부터 알고 난 후에 24
키가 크는 요인은 몇 가지나 되나? 27
키가 가장 많이 크는 나이는 14~20세 사이 30
선천성 영향도 무시할 수는 없다. 33
유전은 23%에 불과하다! 36
키가 큰다면 어디가 가장 많이 자라는 것인가? 38

근육은 키가 크는 데 없어서는 안 되는 중요한 역할을 한다. 42

성장기에 영양장애를 준다면 키는 자라지 않는다 44
영양을 고루 섭취해야만 키가 자란다. 46

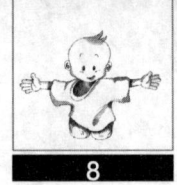

키가 크는 데 필요한 6대 영양소 48
  1. 칼슘 49
  2. 단백질 50
  3. 비타민(Vitamin) 51
  4. 탄수화물 58
  5. 지질 59
  6. 식물성 섬유 60

키가 크자면 편식(偏食)은 금물이다. 65

스트레스는 키 성장에 장애가 된다. 69

스트레스는 다음의 운동으로 날려 버리도록 하자. 72
잠을 잘 자야 키가 클 수 있다. 78
"핵산"을 적당하게 공급하면 키 성장에 탁월한 효과가 있다. 81
우유나 과일 주스도 키 크는 데 필요하다. 84
척추에 이상이 있으면 키는 자라지 않는다. 85

사춘기와 호르몬 그리고 성숙기 89

사춘기에 변화되는 키 92
발모(髮毛)는 사춘기의 변화를 암시해 주는 조건이 된다. 94
사춘기는 체중증(體重症)으로 변화성을 뚜렷하게 실감할 수가 있다. 95
다리의 통증을 호소하는 것은 사춘기의 변화를 의미하게 된다. 96
표준(標準) 성장 과정을 알아둘 필요가 있다. 97
성장에는 두 종류가 있다. 99

생활습관을 잘 이용하면 키는 쑥쑥 자란다. 102

의자에 앉아 있는 자세가 소중하다. 102

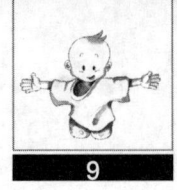

　　생활습관과 걸음걸이와 자세 104
　　생활의 스트레스와 성격 105
　　명상하는 방법은 어떻게 하는 것인가? 108
　　　　1. 정좌 108
　　　　2. 눈을 가만히 감는다 109
　　　　3. 안좌에서 동작 109

호르몬이란 무엇이며 어디서 생겨나는가? 110

　　성장 호르몬 주사 113
　　　　1. 성장 호르몬 결핍증의 경우 117
　　　　2. 가족성 저신장증인 경우의 호르몬요법 119
　　　　3. 체질성 성장지연과 호르몬요법 120
　　성장 호르몬 투여보다는 자연 생성되도록 힘쓰자! 125

흡연은 키에 어떤 영향을 미칠까? 127

　　　　1. "담배를 피면 정말 키가 크지 않는가?" 131
　　　　2. "적게 피우는 데 키 크는데 지장을 주지 않는가?" 131
　　　　3. "담배를 피워도 키가 크기만 한 친구들도 있는데 그 이유는 왜그런 것인가?" 132
　　　　4. "방안이나 가까운 곳에서 담배연기를 많이 흡수해도 키크는 것과는 상관 없는 일인가?" 133

여자의 초경과 키크기 134

　　여자의 초경과 키크는 데 있어서 관련이 있는가? 134

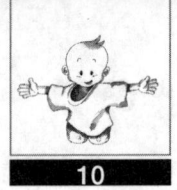

습관과 자세에 따라 키가 자라지 않는다. 137

키크기 위해서는 잠을 충분히 자야만 한다. 139

운동과 키는 절대적인 관계이다. 143

우리가 가정에서 할 수 있는 성장촉진 운동 144
기구로 키를 크게 하는 성장 운동 기구 159

운동 부족이 성인병 부른다(그림으로 운동을 따라해 봅시다). 165

키 크기 운동 요법 A 169
키 크기 운동 요법 B 181
키 크기 운동 요법 C 191

키 성장에 좋은 민간약제 210

골조직을 촉진시키는 약 211
키 성장에 좋은 한방 처방 220

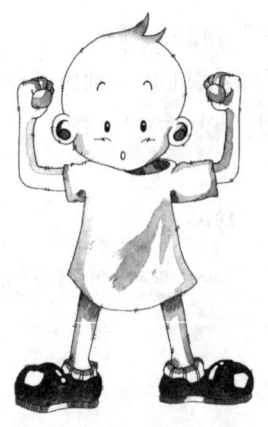

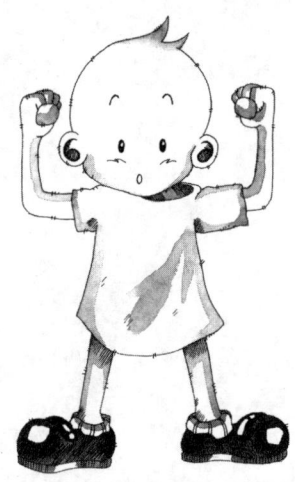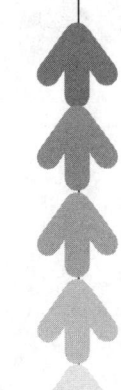

키 클리닉에 오신 것을 환영합니다!!

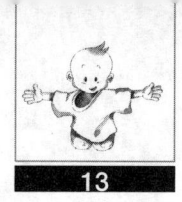

의사는 질병을 치료하는 사람이 아니라 도움을 주는 사람일 뿐이다.

우리는 인체에 질병이 생겼을 때 흔히 병원에 있는 의사에게 달려가기 마련이다. 흔히 의사가 내 몸의 질병을 고쳐준다라고 믿고 있기 때문이다. [의사가 병을 고쳐준다], 과연 신의 손이 아닌 의사 손이 질병을 낫게 해주는 것일까?

의사가 고쳐준다! 그러기에 환자는 전적으로 의사를 신뢰하고 믿고 따르게 된다. 하지만 비록 말은 다르다 하더라도 의사가 질병을 고쳐 주는 것이 아니라 "나 스스로가 병을 치료한다"라고 할 수가 있다. 아직도 좀 이해하기가 곤란할 지는 몰라도 인간의 몸 스스로는 병이 생겼을 때도 끊임없이 옛날 건강했을 때의 건강체질로 환원(還元)해 가려고 애쓰고 있는 것이다. 그러니 환원, 즉 돌아가려는 노력은 곧 몸 스스로가 회복하려는 역동이 있으므로 병은 회복되는 것이다.

이러한 것을 어떻게 의사가 병을 고쳐준다라고 말할 수 있는가 말이다. 그래서 병은 의사가 고치는 것이 아니라 내 몸 스스로가 병을 낫게 한다고 하는 말이 더 옳다고 할 수가 있겠다.

쉬운 예로 가령 어떤 환자가 칼에 상처를 입어 몇 cm가 찢어지고 피가 났다고 가정해 보자. 우리는 병원에 가서 의사에

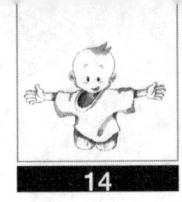

게 보여서 몇 바늘 꿰매야 한다라는 생각으로 아픈 상처를 감싸고 병원으로 달려가기 마련이다. 이때 의사는 당신의 판단대로 지나치게 상처가 벌어져 있다면 소독을 하고 봉합(縫合)을 하기 마련이다. 하지만 이것은 인공적으로 의사가 하는 시술이지만, 사실 부위는 봉합술을 하지 않아도 상처에 세균의 감염만 없다고 한다면 찢어진 부위에는 새살이 돋아나 상처는 합장되기 마련이다. 저절로 피부와 살이 돋아나 회복이 된다는 것이다. 즉, 아문다는 말이다. 그러나 단 상처를 피부 조직이나 그 칼에 균이 묻어 있다면 상처는 아물지가 않는다. 다시 말해서, 세균이 감염되었다고 보는 것이다. 그래서 의사의 처치는 첫째 철저한 소독이다. 상처 부위를 깨끗이 하고 세균만 없다면 살갗은 저절로 돋아나 봉합술을 받지 않아도 저절로 내부에서 새살이 돋아나와 봉합이 된다는 것이다. 이러한 세균을 막기 위해 항생제를 투여하기도 하지만 철저하게 소독만 잘한다고 하면 저절로 치유되는 것이다.

  왜냐하면 살아있는 생명체는 원래의 상태로 환원하려는 노력이 강하기 때문이다. 그렇다면 의사가 병을 낫게 하는 것이 아니라 내 몸 스스로가 병을 낫게 한다고 말을 할 수가 있을 것이다. 의사는 단지 상처 부위에 세균이 감염되지 못하게 유도하는 방법밖에 없는 것이다. 그렇다면 이것은 의사가 병을 낫게 하는 것이 아니라 빠른 시간에 치료(낫게)해 주는 길을 유도해 준다라고 밖에 할 수가 없는 것이다. 이것을 가지고 어떻게 의사가 병을 낫게 해준다라고 할 수가 있는가 말이다? 그 말이 그 말 같지만 사실 여기에는 생각에 따라 차이가 있다. 그러므로 우리는 진료에 대한 인식을 새롭게 할 필요가 있다라고 할 수가 있다. 왜 이런 말을 서두에 늘어놓는가 하면 이는 모든 질병을 자신 스스로가 환원하려는 노력을 끊임없이 견주하고 있는

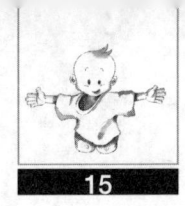

데 여기에 의사의 역할은 다소 시간적으로 빨리 낫게 하는 길을 유도해 주는 역할을 담당하고 있는 것이다.

이러한 점을 확실히 인식할 필요가 있는 것이다. 모든 병은 어떤 원인에 있어서 발생했다 하더라도 체질은 끊임없이 옛날(건강할 때)로 돌아가려는 시도를 하고 있다는 사실을 확실히 알아둘 필요가 있는 것이다. 단순히 의사가 낫게 해준다라는 생각이 아니라 의사는 보조 역할에 불과하고 회복은 자아가 끊임없이 옛날로 돌아가려는 노력에 의해 이루어진다라고 하는 사실을 믿는 것부터가 가장 중요하다고 할 수가 있다.

"키가 크는 비결" 역시 의사가 키를 크게 하는 것이 아니라 내 몸 스스로가 키를 크게 한다라고 하는 사실을 먼저 확실히 믿을 필요가 있어서 이렇게 거듭 강조하는 것이다. 키가 크는 비결은 누구의 손에 의해서 이루어지는 것이 아니라 나 스스로 이루어진다라고 생각해야만 한다는 것이다. 앞에서도 말했거니와 의사인 제3자는 보조자에 불과한 것이지 내가 키가 크는 것과는 아무 상관이 없다라는 것이다. 그렇다면 어떻게 하면 키가 클 수 있는 것인가라는 문제는 점차 풀어가도록 해보자.

얼마 전 TV화면에서 강남의 어느 병원에서 키를 늘린다고 하퇴부(下腿部)의 뼈대를 잘라 길게 늘려 키를 크게 하는 수술을 하는 장면을 본 일이 있다. 뼈가 부러져 골절이 되었을 때 뼈가 붙는다라는 원리를 생각하여 다리뼈 연장술이라는 "일리자로프" 수술을 본 것이다. 참으로 어이없는 일에 경악을 금치 못했다.

원래 일리자로프 수술이라고 하는 수술명은 소련의 의사「일리자로프」가 처음 하였다고 하여 이렇게 이름을 부르고 있다. 하지만 이 수술은 멀쩡한 다리를 잘라서 수술로 늘리는 방법이 아니라 골수염을 앓아서 뼈가 녹은 상태이거나, 아니면 교통

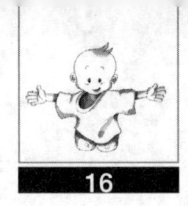

　사고나 예기치 못한 사고로 짧아진 뼈를 제 길이로 맞추기 위해서거나, 아니면 선천적으로 기형적 상태여서 생활에 심각한 타격을 느꼈을 때 최후라 할 극단적인 처지에 임했다고 느꼈을 때 하는 수술이다. 그런데 멀쩡한 다리를 비스듬히 잘라서 뼛속에 금속을 넣고 1~2년에 걸쳐 조금씩 간격을 벌려서 키를 크게 한다고 하는 것은 참으로 어처구니가 없고 기가 막혀 말이 나오지 아니할 지경이었다. 앞에서 잠시 언급한 바와 같이 사람의 몸은 자기 스스로 활력에서 병이 치유된다고 하였는데 이는 정 반대에 해당하는 역 행위가 벌어진 것이다.

　인공적으로 키를 늘리겠다는 시술인 것이다. 과연 이런 연장술이 키를 크게 할 수가 있는 것인지 한 마디로 조물주에 대한 역행위라고 할 수가 있다. 설사 그렇게 한다 하더라도 그 결과는 아무도 장담할 수가 없다.

　60년대부터 한때 코를 높이는 수술도 예외가 아니었다. 제일 처음 파라핀이라고 하는 약물을 편편하게 내려 앉은 코 주변에 주사하여(약이 들어가면 우뚝 솟는다) 원하는대로 코가 높여진 듯 보였다. 그러나 시간이 흐를수록 부작용이 나기 시작하였는 데 그 약물이 내부에서 퍼져내려 처음 모습보다 더 흉하게 되었다. 결국은 제거수술을 하려고 해도 옛모습으로 돌아가기 어렵게 되었다는 사실이다.

　이 세상에는 인위적으로 수술할 수는 있으나 그것을 장담할 수는 아무도 없다. 너무나 정교한 기술이 요하는 방법이기 때문이다. 한 마디로 안전하게 키를 크게 만드는 수술 방법은 있을 수가 없다. 설사 그렇게 키를 수술로 늘릴 수가 있다라고 한다손치더라도 안심하고 결과를 믿을 수는 없다. 사람의 방식에는 언제나 오차가 있을 수가 있어서 다리가 정상으로 붙지 않거나 신경을 조금이라도 건드렸다고 하면 과연 어떻게 될 것인

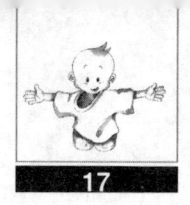

가? 두말할 나위 없이 올바른 걸음걸이를 걸을 수가 없게 되고 말 것이다. 만약 키를 키우는 방법이라면 아무래도 현재의 그대로에서 뼈의 성장을 키우는 방법이 가장 현명하고 안전한 판단이 아닐까 싶다. 뼈를 인위적인 수술로 성공을 했더라고 한다고 하면 그것은 시간이 오래 흐른 뒤에야 판단이 될 문제이다. 그것은 누구도 미래 일을 장담할 수는 없는 일이기 때문이다.

 일리자로프 수술은 어떤 것일까?

앞에서 설명한 것과 같이 질병(뼈가 부러졌거나, 선천적 기형이거나 소아마비거나 병적 전신장애자) 같은 어쩔 수 없는 환자에게 있어서는 최후로 하게 되는 것이 일리자로프 수술이다. 이 때문에 의료분쟁의 소지도 상당히 많다.

만약 이 수술을 한다고 하면 뒷날 의료 사고 분쟁도 감내한다고 하는 각오가 아니면 결코 권하고 싶은 수술 방법은 아니라고 할 수가 있을 것이다. 알다시피 의료 사고 소송은 아무래도 환자 측에서 불리한 입장에 처할 수가 있기 때문이다. 그것은 현재 우리 입장에서는 의사의 과실을 환자의 입장에서 입증할 수가 그렇게 용이하지 못하다. 그러므로 감정에만 치우쳐 선뜻 이 수술을 하였다가 만에 하나 잘못되었을 때는 현재의 입장보다 더 어려운 난관에 처할 수도 있기 때문이다.

지금부터 30여 년 전 이야기인데 한창 무연탄 경기가 활발하던 시절 태백(太白)에서 개업을 하던 Y라는 친구가 있었다. 탄광에서 매몰되거나 아니면 매몰중 절골이나 좌상을 입어 모여드는 환자가 많았다. 이때 어느 날 Y의 병원에 놀러 갔다가

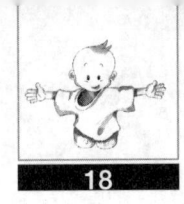

　수술을 돕게 된 계기가 되었다. 환자는 40대 한창 나이의 광부였는데 왼쪽 가슴 위 쇄골(鎖骨) 중간이 칼로 잘려진 듯 일자로 뚝 부러져 있었다. 비스듬히 부러져 있었다면 이 뼈를 포개어 아래위 철판을 대고 보도나 아니면 철사를 감고 뼈가 붙으면 되는 것이겠으나, 이때 이 환자는 성냥개비가 똑 부러지듯이 끊어져 난처한 고민이었다. 설사 아래 위 철판을 대고 해 놓았다 하더라도 똑 부러져 있는 것이라 힘을 받지 못하리라는 생각을 하였다. 그래서 고민하던 나머지 뼈의 양쪽으로 고기 산적을 꿰듯 강한 일자 철사를 꽂아 놓고 그 위에 철판을 다시 붙이고 가는 철사를 감았다. 학문상으로나 아니면 현실적으로나 그 방법이 적절한 선택이었다.
　그러나 어깨에 힘이 주로 가장 많이 받는 양쪽 쇄골은 조금만 위에서 힘을 가해도 뼈가 붙지를 않는다. 그 뿐만 아니라 중간에 염증이 생기면 평생 뼈가 붙지 않는다. 이렇게 수술을 한 환자가 결국은 뼈도 잘 붙지 아니하고 뒷날 수술 후유증으로 두고두고 고생한 것을 본 적이 있다. 이렇게 학문적으로나 현실적으로 올바르게 수술을 했다고 하더라도 사람에게는 완전하다 라고 하는 것은 있을 수가 없다는 사실이다. 조물주가 아니면 원상태로 복귀하게 할 수가 없는 이런 수술을 어찌하여 그렇게라도 수술을 받아야 하겠다고 생각을 하는지 모를 일이다. 이상의 쇄골골절 환자는 인위적으로 수술한 것은 아니고 다쳐서 한 것이나 결과가 좋지 않았을 때는 본인은 물론 그 수술을 맡았던 의사에게도 일생 씻을 수 없는 후회를 남기게 된다.
　역시 필자가 잘 아는 D병원의 간호사 N양은 미모도 뛰어나고 성격도 활달하여 병실에서는 언제나 환자에게나 그 가족에게 환영을 받고 있는 간호사다. 그 간호사는 자신의 얼굴 중 가장 불만인 곳은 위 눈꺼풀이 처져 있는 것이 불만이어서 눈꺼

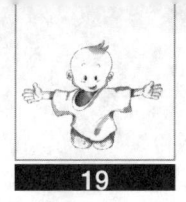

풀 수술을 받기로 하였다. 그래서 병원에서 몇일 휴가를 얻어 눈꺼풀 수술로 유명한 명동의 T라는 성형외과에 가서 수술을 받았다. 간단하다는 눈꺼풀 수술이었다. 그런데 예뻐질 것이라고 믿었던 수술이 잘못되어 짝짝눈 수술이 되고 만 것이다. 오른쪽 눈과 왼쪽 눈 수술이 마땅히 같아야 하는데 그렇게 되지 않고 다르게 되어 수술은 애당초 하지 않은 것보다 더 못하게 된 결과가 되고 말았다. 이 N간호사는 그 성형외과 의사를 상대로 소송을 하는 것을 본 일이 있지만 한번 이렇게 잘못된 수술은 다시 돌이킬 수 없는 후회를 남긴다라고 하는 사실을 명심할 필요가 있다. 왜 이런 이야기를 하는가 하면 조물주가 우리에게 만들어준 완전한 몸을 함부로 뜯어고친다는 것은 위험천만한 일이라고 할 수밖에 없다. 가능하다면 원상을 가지고 살아가는 것이 현명하다는 생각에서이다.

앞에서도 말하였거니와 부득이하여 후천적으로 교통사고로 뼈가 부러졌거나 아니면 잘못 붙어 다리가 짧아졌다고 하면 이것은 한번 수술을 해 볼 필요가 있을 것이다. 그러나 그렇지 않고 단순히 키가 적어 롱 다리를 만들기 위해서 수술을 받는다

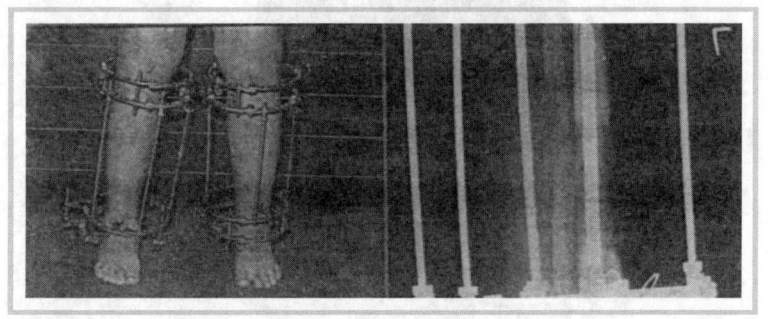

▲ 일리자로프 외고정 기구를 찬 모습   ▲ 일리자로프 수술로 뼈가 늘어난 모습

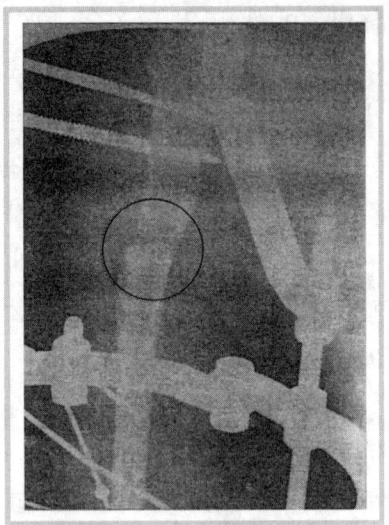

▲ 팔의 뼈를 늘리기 위해 뼈를 잘라 놓은 모습

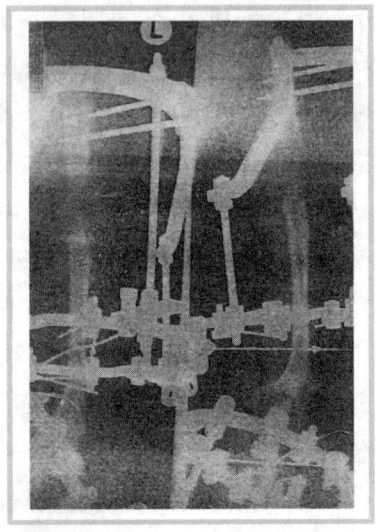

▲ 뼈를 늘인 부위에서 뼈가 자라고 있는 모습

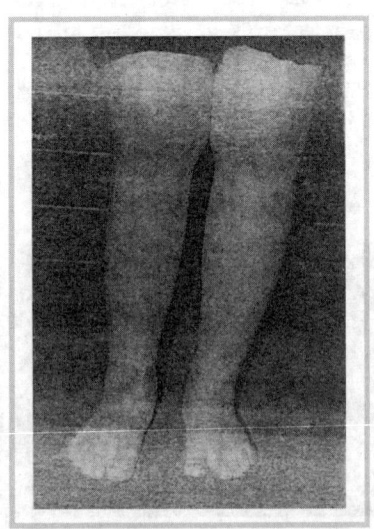

▲ 수술 후의 흉터 자국

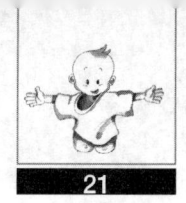

라고 하는 것은 위험천만한 일이다. 솔직히 말해서 의사자신도 불안하다. 아무리 자신이 있다고 한다손치더라도 그 결과를 장담하기란 그리 쉬운 일은 아니기 때문이다. 그래서 대부분의 의사들은 되도록 환자에게 그대로 지내기를 여러 각도로 설명을 해주고 회유하기 일쑤이다. 앞에서 말하다시피 결과는 의사도 단언하기가 쉽지 않기 때문이다. 설사 결과가 만족했더라고 하더라도 수술 후 남을 흉터 자국은 두고두고 마음의 상처로 남을 수도 있게 될 것이다.

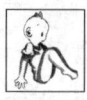 유행이란 부질없는 한때의 것

우리집 앞 한 길켠에는 작은 구멍가게 하나가 있다. 큰 도로변인데 앞에는 세종관이라고 하여 세종대왕의 유물을 전시하는 작은 박물관이 있다. 또 이 박물관 2층은 항상 비워둘 수만은 없으므로 예식을 치르는 결혼식장으로 대여해 주고 있다. 그러므로 주말이면 이 곳은 낯선 손님들로 자연 붐비기 마련이다. 그 뿐만 아니라 이 가게 앞은 버스 정류장이 있어서 오가며 손님들이 이 가게에 들르는 일이 적잖다. 그러니 이 가게에서는 예식에 온 손님들을 상대한다. 주로 아이들 장난감, 예식장에서 사용되는 리본, 딱총, 신랑 신부가 낄 장갑, 아이들 놀이의 풍선 등등 커피 자판기와 또 하나 얼마 전까지 유행하던 거리의 인형 뽑기 XX가 놓여져 있었다. 이 기계는 어느 회사가 만들어 유행시킨 대 히트상품이다. 유리상자 속에 작은 인형이나 장난감을 넣어두고 동전을 넣을 때마다 시동이 허용되는데 포크레인 같은 기계를 밖에서 조작하여 건져 올리면 내 것이 되는 그런 XX박스도 놓여져 있다. 이 가게 주인의 말에 의하여

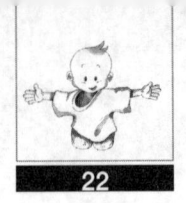

　이 박스는 주인이 사다 놓은 것이 아니라 이 장난감 기계 제조회사에서 자리를 제공해 달라고 해서 가져다 놓고 관리하는 것이라는 데 여기에 들어오는 수입은 가게 주인과 기계 회사가 이익분배를 한다. 가게 주인은 자리와 관리만 책임져 주고 기계회사는 기계를 설치하고 장난감만 공급을 한다고 한다. 이 기계가 몇 해 전에 유행한 일이 있었다. 젊은 연인들은 물론 어린 초등학교 학생들은 잔돈으로 이 기계 속에서 딸려오는 장난감을 건져 올리기 위해 이 기계가 설치되어 있는 학교 앞이나 구멍가게 혹은 슈퍼 앞에는 언제나 아이들이 모여서 장난 삼아 건져올리기 낚시에 재미를 부쳐 이 기계가 유행처럼 가는 곳마다 있었다. 그러니 자연스레 인형 뽑기 기계회사는 단단히 재미를 볼 수밖에 없다. 그래서 수없이 제작해 놓고 슈퍼 앞이나 문방구 혹은 가게 앞 주인에게 찾아가 공간만 있으면 놓아 보라고 권했다. 그런데 그렇게 잘 되던 기계가 지금은 무용지물이 된 것이다. 결국 한때의 유행이었던 것이다.

　왜 이런 말을 하는가 하면 유행은 일시인 것인데 여기에 호응하여 사업을 크게 벌렸다 낭패하기 쉽다. 병원이란 원래 앞에서도 언급하였거니와 신체에 질병이 발병했을 때 이 질병을 치료하기 위해 있는 곳인데 이것을 잘못 이해하고 고통이나 질병이 없는데도 불구하고 단지 모습이 예뻐지기 위해서 아니면 유방을 크게 하기 위해서 코를 높이기 위해서 아니면 볼을 깎아내기 위해서 성형수술을 한다고 하는데 이것은 원칙이 아니다. 의사는 사실 환자의 고통을 덜어주고 이 질병을 퇴치하기 위해 협조하는 데 그 사명이 있는 것인데 멀쩡한 육신을 마음대로 아니면 환자의 요구대로 이리저리 뜯어고치기 위해 있는 것은 아니다. 이는 조물주 아닌 부모님이 물려준 귀중한 육신인데도 불구하고 함부로 다룬다는 것이다. 보기 싫거나 고통스

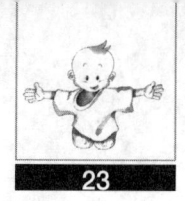

럽거나 불편하다면 몰라도 단지 예쁘게 보이거나 아름답게 보이기 위해 또는 작은 키가 원망스러워 늘씬해 보이기 위해 수술을 받는다라고 하는 것은 일종의 유행에 불과하다. 유행이 지난 뒤에 후회하는 경우가 종종 있다.

  신체를 잘 다룬다고 하는 의사에게도 실수는 있기 마련이다. 남이 수술을 해서 예뻐졌다고 하여 나도 그렇게 되고 싶은 마음에 했다가 불행하게 부작용이 생기고, 아니면 의사의 실수로 옛날보다 못한 처지가 되었다고 분쟁이 일어나는 경우도 수없이 많다.

  그저 남의 말을 듣거나 아니면 일시적으로 예뻐 보이려는 호기심으로 수술을 한다고 하는 사실은 위험 천만한 일이라고 할 수가 있다. 몸에 칼을 댄다라고 하는 것은 웬만해서는 할 일은 아니다. 부득이 생명에 지장을 초래한다고 하면 어쩔 수는 없는 일이겠으나 그런 것도 아닌데 함부로 남의 말만 듣거나 믿고 "키를 늘리게 한다"라고 하는 것은 필자로써는 반대이다. 그래서 의사로써도 경우에 따라 반대를 하는 분과 아니면 찬성하는 분이 있으므로 이는 자신이 적어도 몇 병원을 찾아가 깊이 상의한 이후에 결정할 문제라고 할 수가 있겠다. 그저 남이 키를 늘리는 수술을 받았다고 한다고 해서 여기에 휩쓸려 함부로 결정을 했다가는 평생 후회할 일이 찾아오기 때문이다.

  앞에서 말한 구멍가게 앞에 놓여 있는 인형 건져 올리기 기계가 유행이 지나간 후에 쓸쓸하게 먼지만 뒤집어쓰고 놓여 있듯이 이러한 수술이 일시적 유행에 따라 행하는 일이라고 한다면 다시 한번 마음을 고쳐먹거나 아니면 심사 숙고해 볼 필요가 있다고 할 수가 있을 것이다.

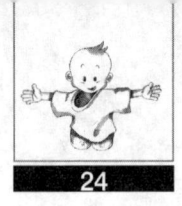

그래도 키를 크게 하겠다는 결심이라면 키가 크는 원인부터 알고 난 후에

먼저, 키 크기를 바란다면 "키 크는 원인과 성장과정"부터 잘 알아야만 한다. 이와 같은 과정을 잘 모르는 일반인들은 전문가가 하는 말을 잘 듣고 도움되도록 해야 한다. 키를 키우는 과정은 어떠하며 어디서부터 어떻게 자라는가 하는 것인가를 전문가에게 가서 상세하게 질문을 할 필요가 있다. 수술을 받든지 약을 먹든지 무엇이거나 여기에 대한 전문가는 있기 마련이기 때문이다.

법 문제가 일어났을 때 법의 전문가인 변호사에게 찾아가 질문을 하는 것이 원칙이요, 건강에 문제가 발생했을 때는 의사가 전문가이기 때문이다. 그러므로 흉금없이 의사와 상의하고 고민을 의논해야만 한다. 필자는 항상 이런 말을 한다. 중요한 병이 생겼을 때 한사람의 담당의 말만 믿지 말고 적어도 두세 곳 이상 찾아가 진지한 진단을 받아보라고 말을 한다. a 의사는 수술을 해야만 한다라고 권하면 b와 c는 그 반대말을 하기 때문이다. a는 수술을 해야만 좋겠다고 하는데 b, c는 하지 않는게 좋다라고 한다면 수술을 하지 않는 쪽이 원칙이다. 이는 1:2의 상태이기 때문이다. 이렇게 사람의 생각은 불안전하다. 그러니 "일리자로프" 수술도 신뢰할 수 있는 전문의를 택하게 확률이 높은 쪽 의사를 택하는 것이 현명한 일이라고 할 수가 있겠다.

키를 키우기 위해서는 먼저 어떤 조치를 취해야만 하는가를 알기 위해서도 키가 크는 과정부터 명확히 알아야만 한다. 가령 다리뼈의 구조에 관절이라고 호칭하고 있는 골단 관절연골에 성장판이라고 하는 곳이 있어서 열고 닫히는 연령이나 시기

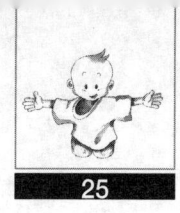

가 있다. 이 열려 있는 시기에 성장 호르몬이 충분히 들어오게 되면 키는 성장한다. 그러나 이와는 반대로 성장 시기가 지나 닫혀 있다면 아무리 호르몬을 충분하게 공급을 한다고 치더라도 성장하지를 못한다. 이러한 연령이 어느 때부터 어느 시기인가 라고 하는 사실도 명확히 알아두어야만 한다.

　다음으로 그 호르몬을 만드는 영양을 어느 시부터 어느 시까지 충분하게 공급해야만 한다는 사실을 알아야만 한다. 그 다음으로는 운동이다. 운동은 인체의 각 기능에 활력을 주는 것으로써 키를 성장시키는 데 있어서도 필수적이라고 할 수가 있다. 영양이 부실하고 움직이기를 싫어하고 운동을 하지 아니한다라고 하면 뼈의 성장이나 살의 활동이 부진하게 됨으로 키가 크는데 있어서 장애가 되는 것은 당연한 일이다. 그러므로 키가 크기 위해서는 다리의 운동이 필수요건이다. 영양만 충분하게 공급하고 운동을 하지 않는다면 이것도 안된다. 영양이 충분해지면 성장기 호르몬도 충분히 공급되고 이에 다리운동이나 신체운동이 활발해지면 다리뼈의 성장이 촉진된다. 다음으로는 몸에 다른 질병이 없어야만 한다. 키를 성장케 하는 요소를 방해하는 성장과정이 신체 어디에 있어서도 안된다. 즉 폐경이나 열성질환 혹은 빈혈과 같은 질병들이 만약 신체에 있다라고 하면 아무리 좋은 영양을 취해도 그 영양은 충분치 못하다. 소모하는 곳이 있기 때문이다. 몸에 질병이 있으면 영양이 소모되기 마련이다. 뒷 부분에 다시 예를 들어 자세하게 설명하겠지만, 자신의 신체에 다른 질병이 없어야만 성장과정이 원활할 수가 있기 때문이다.

　다음은 약물 요법이다. 전문의 지시에 따라 공급할 약물이 필요하다고 지시하면 지체없이 약물 공급도 필요할 것이다. 한방에서는 수술 대신에 약물요법을 되도록이면 권한다. 키를 크

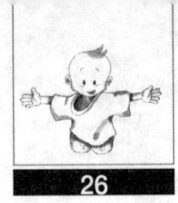

키를 크게 하는 성장 요인들

키는 유전에 의해서만 결정되지 않습니다.

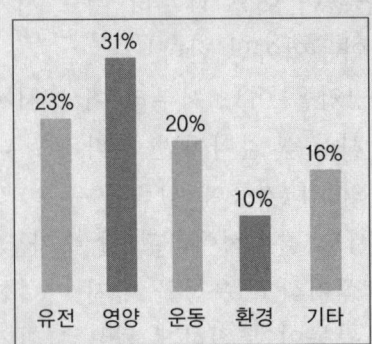

키를 크게 하는 것은 유전23%, 운동 20% 환경적 요인10%, 기타 요인이 16%에 반해 영양이 31% 로 타 요인에 비해 월등히 높음을 알 수 있다.

북한의 젊은이들은 같은 민족임에도 불구하고 평균 신장이 오히려 감소하고 있는 것으로 나타나고 있다. 10년 전과 비교하여 볼 때 여자는 평균 2.8cm 남자는 평균 3cm 더 성장한 것으로 나타났다.

이것은 다른 환경적 요인들보다 영양이 훨씬 중요한 비중을 차지하고 있음을 알려준다. 아직 키가 다 자라지 않은 성장기 청소년들에게는 키 크기에 필요한 균형잡힌 영양공급이 필수적이라 할 수 있다.

게 하는 약이라고 하는 것이 따로 정확하게 있는 것은 아니지만 전문가가 진단을 했을 때 성장과정을 위하여 약 복용이 필요하다라고 하는 것은 반드시 있을 것이다. 이를 의사와 상의하여 공급 복용하는 것도 한 방편이 될 수가 있다고 할 수가 있을 것이다. 이상 문제가 "키를 크게 하는 요법"인 해답이 될 수가 있다. 이를 크게 분류하면 키를 크게 하기 위해서는

1. 호르몬 공급(외부에서)
2. 영양 공급(각종 영양이 부족함 없게)
3. 운동(신체의 전반적 운동과 다리운동 혹은 다리에 미치는

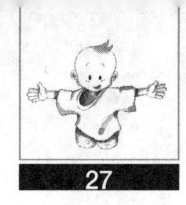

운동)
4. 약물 투여(키 크는 약물)

　대체로 이 네 가지 이상의 공급이나 운동 혹은 약물을 적절한 시기에 적절하게 공급을 한다라고 하면 키는 수술을 받지 않아도 100% 성장할 수가 있다. 무엇이나 목적 달성을 위하여 끊임없는 노력과 신뢰와 끈기가 필요하다. 그러므로 무엇보다 중요한 것은 키가 크는 원리를 안다고 하는 것부터가 중요하다. 이 원리를 철저히 알고 이행한다면 위험하다고 할 수 있는 "일리자로프" 같은 최후 수단은 사용하지 않아도 키는 얼마든지 클 수가 있는 것이다. 그렇다면 다음의 순서로 키가 크는 신체의 과정부터 알아보기로 한다.

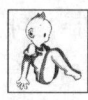 **키가 크는 요인은 몇 가지나 되나?**

1. 영양
2. 유전
3. 환경
4. 운동
5. 기타

　대부분 키가 크는 요인은 크게 나누어 다섯 가지를 들 수가 있다. 이 중에서 가장 중요한 것은
　첫 번째, 누구나 다 잘 알다시피 성장기에 잘 먹지 못해 영양 부실이면 잘 자라지 못한다. 영양은 두말할 나위 없이 신체를 성장케하는 기름이나 물과 같은 존재다. 나무나 화초에 영양이라 할 물을 자주 많이 공급하면 무럭무럭 잘 자란다. 그러나 비

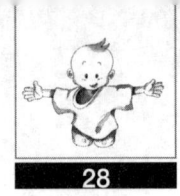

가 오지 않는 날이 많고 토양도 말랐다면 그 나무는 잘 자라지 않는다. 밭에 있는 곡식도 이와 같다라고 할 수가 있다. 좋은 토양과 알맞은 영양을 듬뿍 주면 무럭무럭 자라게 되는 원리와 같다.

　두 번째, 유전이다. 영양 다음으로 중요한 것이 바로 유전 요인이다. 같은 값이면 좋은 인자를 가지고 태어난다면 키 크는데 있어서 좋은 결과를 얻을 수가 있다. 근래 주말이면 집 근처 임업시험장에 들리는 일이 있다. 각종 나무나 화초로 일관하는 이 임업연구원이 일요일만 일반인에게 개방을 하고 있어서 운동은 첫째이고, 다음은 삼림욕을 하기 위해서이다. 공해에 찌든 도시생활에 이렇게 좋은 공기라고 할 산소를 받을 만한 곳도 드물기 때문이다. 그래서 가까운 임업시험장에 온다. 그런데 어느 날 내 앞에 가는 20세 가량으로 건장하고 우람한 청년이 앞에 걸어가고 있어서 "체격이 좋습니다"라고 한 마디 해주고, 나이를 물었더니 고등학교 2학년이라고 대답을 했다. 속으로 대학생이거나 아니면 어른이거니 하고 짐작을 했는데 완전히 빗나간 격이 되었다. 한발 뒤따라 올라온 아버지도 아이 나이를 확인해 주었다. 그러면서 한술 더 거들어 주면서 "요즘 아이들은 영양이 좋아서 그런지 이렇게 놀랍게 큽니다"라고 하기도 했다. 그리고는 묻지도 않는 대답을 한 마디 곁들인데 "아이 외가(어머니 쪽) 혈통이 다 건장한 체격이라서 그래요"라고 대답해 주는 것이었다. 유전 요인이라는 것이다. 이해가 가면서 고개가 끄떡여졌다. 유전을 잘 타고나면 신체는 물론이거니와 키도 클 수 있다 라고 하는 것은 두말할 여지가 없다.

　세 번째, 운동이다. 물론 영양, 유전도 두말할 여지없이 소중하지만 다음으로 소중한 것은 운동이다. 운동 없이는 키가 크게 자랄 수가 없다. 골 단의 성장판이 열리고 호르몬이 충분하

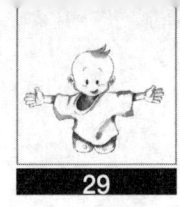

게 분비되어 들어오고 그에 때를 맞추어 운동을 곁들이게 되면 성장은 물론 키는 크게 자라게 된다. 물론 각종 키가 크는데 필요한 운동을 필요로 하겠으나 키의 성장에 좋은 운동이 더욱 좋다라고 할 수가 있다. 일반 스포츠의 운동도 필요하겠으나 누구나 다리 아래 하퇴(下腿)가 잘 발달할 수 있도록 하는 운동 이것이 필요하다. 예를 들면 농구나 뜀뛰기, 줄넘기, 주로 하퇴 다리 아래의 근육과 뼈를 주로 강화하는 그 같은 운동을 필요로 할 것이다. 또 필자가 연구한 신체 균형과 전신 운동에 필요한 운동, 그리고 운동에 효과가 있는 의료보조 기구도 좋다라고 할 수가 있다.

네 번째, 환경이다. 환경이란 무엇인가? 직업은 물론 생활하는 모든 일체의 활동 이것을 환경이라고 말할 수가 있겠다. 예를 들면 옛날 처음 미국인이 우리 나라에 왔을 때 미국인은 왜 키가 그리도 크냐고 물었더니 의자에 앉고 침대에 자는 환경 때문에 키가 크다는 말을 들었다. 일리가 있는 말이다. 신장을 억압되게 하는 환경이나 직업도 안된다. 건강에 해를 키친다면 신장에 장애가 있다. 이 때문에 모든 키에 장애를 주는 성장환경은 금물이다. 그러므로 키 성장에 방해가 되는 어떤 환경이라도 있어서는 안된다.

다섯 번째, 기타로 스트레스장애, 흡연, 인터넷에 도취 등등 이와 같은 건강에 지장을 안겨주는 것도 키를 성장시키지 못하는 장애요인이 될 수가 있다. 이같은 장애 요인이 있을 때 성장에 지장이 된다.

그리고 보면 키가 크지 않는 원인은 선천적 원인보다 후천적 원인이 더 많다. 선천적 원인은 부모에게 받는 유전적 원인뿐이고 그 외의 4~5가지의 원인은 하나 같이 노력에 따라 이루는 후천적인 원인에 따라 성장과정은 얼마든지 이룰 수가 있

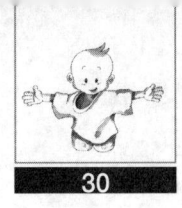

다. 그러므로 23% 원인이라고 할 수가 있는 유전요인 이외의 70% 이상은 모두 후천적이므로 노력 여하에 따라 성장은 얼마든지 이룰 수 있다고 하는 과학적 근거임으로 낙심할 필요는 없다라고 할 수가 있다. 그러니 키가 더 자라지 않는다라고 하는 말은 결코 옳은 말은 아니라고 할 수가 있다. 그러므로 성장이 멎어 있는 사람이라고 한다고 치더라도 키 크는 노력만 한다면 얼마든지 성장이 가능하다고 할 수가 있겠다.

 키가 가장 많이 크는 나이는 14~20세 사이

초등학교 시절 1년에 한 차례 신체 검사란 것이 있었다. 의사선생이 간호사들과 함께 출장을 와서 시력검사도 하고 혹은 학교에서 단체로 병원으로 찾아가 검사를 받았다. 흉곽 둘레도 제어 보고, 몸무게는 물론 신장도 제어 본다. 언젠가 수십 년만에 모교를 찾아갔다가 보여주지 않으려는 학적부를 간신히 부탁하여 그 시절의 성적표와 신체 검사 사항도 본 일이 있었다. 초등학교는 8세에 입학을 해서 13세이면 졸업을 하게 되지만 이때 기록을 보면 "무럭무럭 자랐다"하는 표현이 옳다고 할 정도로 1년에 몇 cm 씩 자랐다는 기록을 볼 수가 있었다. 모르면 몰라도 중학교에 올라가고 고등학교에 진학하면서 몸무게는 물론 키도 부쩍부쩍 자랐을 것이다.

14~20세 안팎이라면 역시 중, 고등학교 시절과 대학 시절이라고 할 수가 있을 것이다. 이때 어느 전문의는 25세까지도 자랄 수가 있다고 하기도 하지만 필자의 연구 결과로는 아무래도 20세 내에 가장 키가 많이 자라는 연령이라고 할 수가 있다. 몸무게도 물론이거니와 신체전반이 성장과정에 있는 것이

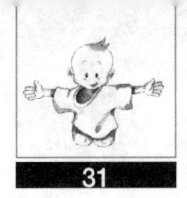

다. 그러니 신장의 키도 두말할 나위가 없다. 이때는 신체 뿐만 아니라 마음도 성숙기에 접어들어 우리는 흔히 변성기(變聲期)라고 이름 붙이게 된다.

　소년인 학생 같으면 코밑의 틀 수염이 보성보성 돋아나고 구레나룻도 돋아나게 된다. 소녀인 여학생 같으면 멘스를 하게 되어 가임기가 다가왔음을 실감케 한다. 이 시절에 사람에게 있어서는 가장 성장기가 완숙한 시기라고 할 수가 있는데 이때 나이가 14~20세 전후라고 보는 것이 옳을 것이다. 근래 신문지상이나 보사부가 집게 발표하는 국민신장의 건강상의 수치를 보면 가장 건강하다라는 것을 알 수가 있다. 즉 일제 말기와 해방전후, 6.25사변기를 거치면서 70년대와 80년대 그리고 90년대를 지나면서 우리 경제는 어느 때보다 여유로와 졌고 이에 따라 의식주 문제도 예전처럼 그렇게 어려움을 겪는 사람은 없어졌다. 이만하면 잘 산다고 할 수가 있다. 그러나 필자의 소년기나 청년기는 가난에다 영양공급도 좋지 않았다. 그것은 우리가 먹어서 공급해야만 하는 CL가 부족할 수밖에 없었던 것이다. 더구나 당시의 농촌 가정은 웬만한 부잣집이 아니고는 대부분 점식을 먹을 수가 없었다. 고기라야 명절이나 아니면 정월 초하루 같은 때라야 어떻게 고기 국물이라도 얻어 먹거나, 고기 한 점 얻어 먹을 수가 있지 1년 내내 가야 고기를 얻어 먹어본 적이 없었다. 그러니 언제나 영양 칼로리 면에 있어서는 마이너스(-)였을 것이다. 이러한 영양 공급으로 어떻게 성장기에 마음껏 자랄 수가 있다는 말인지 삼척동자라도 짐작이 갈 일이라고 하겠다. 그래서 오죽하면 어머니나 할머니들은 우리에게 "많이 먹어라 그래야만 무럭무럭 자랄 수가 있지..." 라고 하시던 말씀을 늘상 하셨다. 한참 자랄 변성기에 영양 공급이 충분하지 못한다면 신체발육은 물론 키 역시 많이 자라지

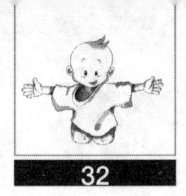

못하게 된다. 우리 나라 신장 성장의 통계숫자만 봐도 이를 입증할 수가 있다. 50년대 어린이의 신장 크기와 7, 8, 90년대 어린이의 신장 크기와는 또 다른 수치가 이를 증명하고 있다.

필자가 사는 곳은 동대문 밖 청량리인데 지역이 지역인지라 홍능이라고 이름을 부른다. 택시를 타고 "홍능 갑시다"라고 하면 택시 운전사치고 별반 모를 사람이 없다. 그것은 청량리 홍능이 역사적으로 이름 있는 고종의 왕비였던 명성황후가 묻혔다는 능이 있었으므로 누구나 기억하게 되는 것이다. 지금은 홍능이 워낙 유명하기도 했으므로 홍능을 기억하는 사람이 많을 것이겠으나 또 하나 유명해진 것은 70년대 들어와 이 거리에 "홍능갈비"의 점포가 있기 때문이다. 지금도 "홍능갈비" 하면 이 이름은 낯설지 않을 것이다. 5, 60년대 가난하게 자라온 우리는 고기 한번 먹어보는 것이 소원이었다. 그래서 홍능갈비가 탄생을 하였는데 이 홍능갈비가 시류를 잘 탄 탓일까 영업이 번창하는 바람에 일약 갈비하면 "홍능갈비"를 모를 사람이 없게 되었으므로 홍능하면 서울 사람들치고 모를 사람이 없게 되었다. 손님 대접을 위해서도, 가족외식을 위해서도 찾게 되다 보니 "홍능"을 모를리 없게 된 것이다.

그런데 80년대와 90년대를 거치면서 이제는 누구나 웬만한 가정이면 집에서도 가족끼리 자주 고기를 먹을 수가 있게 된 여유가 생겼으므로 이 홍능갈비를 자주 찾지 않게 되었다.

그래서 이 홍능갈비도 한창 영업이 번창한 그 시절에 비하면 영업이 잘 되지 않는다고 한다. 육식의 소비량이 옛날보다는 못하다는 결론이다. 이와 같이 옛날에 비하면 우리네 영양공급에 있어서는 유족을 넘어서 지금은 비만의 원인이 질병의 원인으로 되었다고 "다이어트" 바람이 불고 있으니 참으로 격세지감(隔世之感)이 아닌가 싶다. 그렇다면 영양공급이 잘 되어야

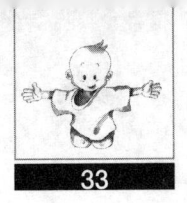

만 신장도 잘 자란다라는 것은 이상 예로도 충분하다고 할 수가 있을 것이다. 그렇다고 신장이 무턱대고 언제까지고 연령에 관계 없이 영양공급을 지속한다 하여 무 키 자라듯 자꾸 자라는 것은 아니고 성장력이 가장 왕성한 시기에 충분히 영양공급을 한다고 하면 잇따라 그 키도 자란다고 할 수가 있는 것이다. 그러므로 14~20세 사이의 영양공급은 대단히 중요하다. 몸무게는 물론이거니와 신장도 쑥쑥 자란다고 하는 것은 두 말할 여지가 없는 것이다. 그러므로 성장기에 잘 먹고 운동하는 것이 키가 가장 커지게 하는 지름길이라고 할 수가 있다. 이 말 속에 진리가 있다. 사실, 40년대나 50년대 우리가 가난했던 시절 잘 먹지 못하였다. 통계에 의하면 아이들이 가장 많이 성장되는 나이는 13, 4세부터~18, 9세 나이 때라고 할 수가 있다. 이때 각종 영양을 충분하게만 공급이 된다면 키는 물론 몸 전체도 왕성하게 자랄 수가 있다. 그것은 지난날 우리가 걸어온 역사가 증명하고 남음이 있다. [잘 먹어야 많이 큰다]는 말은 옳은 말이다.

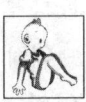 **선천성 영향도 무시할 수는 없다.**

의사들이 환자를 맨 처음 대할 때 의무진료카드라고 하는 기록을 작성하게 된다. 여기에 성명은 물론이거니와 주소, 연령, 성별과 병명, 병력 또한 가족력 같은 기록을 남기는 난이다.

가령 신장 때문에 진찰을 받는다라고 하면 가족력도 자연 묻게 된다. 아버지 키는 대략 어느 정도인지, 혹은 어머니 키는 어느 정도인지, 하는 참고 기록 등이다. 사실 아버지는 크고 어머니는 키가 작다라든지, 혹은 어머니는 크고 아버지의 키가

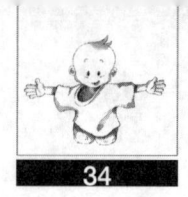

작다든지 하는 질문이 자연 나올 것이다. 전문 의사들간에는 이런 원인을 꼭 부모의 영향이 원인이 된다고는 학술적으로는 말할 수가 없으나 어느 정도 영향을 전혀 받지 아니한다고 할 수는 없는 것이 사실이다. 그것은 우리의 몸은 부모님의 인자(因子)를 받은 몸이기에 그런 것이다 그러한 인자는 유전성이 전혀 없다고 할 수가 없기 때문이다. 가령 부모가 다 같이 키가 작으나 반대로 자식은 큰 경우가 있다. 그러나 이런 경우는 그렇게 흔치 않는 것이고 대부분 닮는다라고 하는 것이 옳다. 그래서 친탁(아버지를 닮는 가계)이니, 외탁(어머니를 닮는 가계)이니 하는 말이 나오게 되었다. 아버지 가계를 닮아 키가 큰 경우도 있고, 어머니 가계를 닮아 작을 수도 있다. 이와 반대일수도 있다. 그러나 이와는 반대로 부모 양위가 다 큰데 자신만이 적다면 이를 어떻게 설명할 것이냐고 하면 이는 부모 중 선대 어느 한쪽이 작으셨던 원인도 된다고 설명할 수가 있다.

그러나 대부분 학설은 키는 결코 유전이 아니라고 하고 있다. 특히나 이런 신장 문제가 아닌 각종 질환에 있어서 유전적인 원인이라고 할 소인을 찾는 경우가 적지 않다. 예를 들면, 당뇨나 고혈압, 중풍같은 질병도 유전적 소인이 많다(다분하다) 라고 하는 경우가 적지 않다. 그래서 정확한 진단을 위해서는 의사들은 가족력에 대하여 참고를 하지 않을 수가 없다. 필자는 장남인데 어머니는 꼭 40에 뇌졸중으로 쓰러져 6년간 병상에 계시다 병몰하셨다. 몸이 처녀 시절 때부터 퉁퉁한 편이셨는데 결혼해 시집 오실 때 먼저 시집 오신 큰어머니께서는 나를 놀려대느라고 "너의 어머니는 어찌나 퉁퉁하셨는지 가마 문을 못 빠져 나왔다"라고 하시던 이야기를 놀림삼아 하시는 말씀을 자주 들었다. 한 마디로 그렇게 부대하셨다는 말이었을 것이다. 그러한 어머니는 그리 넉넉지 못한 형편 때문에 젊어

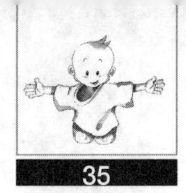

서부터 밤낮을 가리시지 않으시고 일에만 매달리셨다. 이 때문에 뜬 눈으로 밤을 세워 일하시노라 옷을 입은 채 그대로 계시는 것을 어려서 나는 자주 보았왔다. 그러면 가끔 "아이고 골이야" 하시면서 머리가 아프다는 말씀을 자주 하셨다. 지금 생각하면 이런 뚱뚱한 비만체질이 고혈압이었던 모양이다. 이 때문에 두통으로 머리 아프시다고 호소를 하셨던 것 같다. 이런 원인이 갓 마흔 나이에 중풍에 고생하시다 결국 불과 46세의 나이로 재발하여 병몰하셨다. 또 아버지 역시 몸은 호리호리하고 왜소하신 편이었으나 술과 담배를 즐겨하셔서 어느 여름 찬 거실에 주무신 것이 원인이 되어서 역시 중풍으로 고생하시다 병몰하셨다. 이 때문에 나는 청년기에 들어서면서부터 술과 담배를 하지 않고 몸 관리를 철저히 하겠다고 결심해오고 있다. 이 때문에 60 중반에 있으나 지금까지 건강하다고 할 수가 있다. 만에 하나 유전으로 신장이 작다고 결코 낙심할 필요는 없는 것이다. 현대 의학은 결코 그것이 유전이 아니라고 하고 있기 때문이다. 이는 믿어볼 필요가 있을 것이다. 다만 성장 과정에 있어서 잘 먹고 커야 한다고 하는 사실 이것 하나만은 명심할 필요가 있을 것이다. 꼭 영양 공급이 충분해야만 하는 것 말고도 수면을 충분히 취할 것과 스트레스를 가능한 피할 것, 또 신체를 건강하고 체격을 크게 하는 운동 등이 필요할 것이다. 이것은 두말할 나위 없이 호르몬이 가장 왕성한 시기라고 할 수가 있는 성장기에 신장을 위해 노력할 필요가 있다라고 할 수가 있는 것이다.

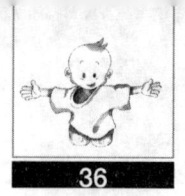

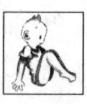 유전은 23%에 불과하다!

일본에 유명한 키 성장에 관한 권위자 가와하다 아이요시(川畑愛義)박사도 발표한 바 있거니와 대부분 키 성장하는 과정의 원인은 유전과 관련이 있다라고 하기는 하였으나 그 영향은 23%에 불과하다고 설명하였다. 그러므로 자신이 유전으로 결코 낙담할 필요가 없다. 23%라고 하는 수치는 30% 미만이다. 즉, 나머지 70%는 노력 여하에 따라 얼마든지 성장할 수 있다고 하는 결론이다. 사람에게 가장 무서운 것은 실망과 낙담이다. 우리 속담에 하늘이 무너져도 솟아날 구멍은 있다라는 말이 있다. 노력은 해 보지도 않고 나는 유전인데 하여 실망을 하고 노력을 하지 아니하면 이것은 여기서 끝나고 마는 결과가 된다. 그러므로 의학에서는 정신적 문제를 가장 중요시 한다.

흔히 우리는 [힘내세요, 용기를 가지십시오]라고 격려하는 경우가 많다. 이는 두말할 나위 없이 인간에게 있어서 무엇보다 가장 소중하다는 것은 정신이 지배한다고 할 수가 있기 때문에서이다. "내가 더 이상 클 수 없다."라고 하는 생각보다 "나는 얼마든지 더 클 수가 있다"라는 신념과 각오를 한다면 웬만한 소망은 실연되고 다 이루어지게 된다. "꿈★은 이루워진다"는 유행어처럼 믿고 확신한다고 하는 사실이 얼마나 중요한가는 모를 일이다. 그렇다고 노력 없이 각오나 신념만으로 된다는 것은 아니다. 노력도 곁들이면서 각오가 단단하면 무엇이든지 6, 70% 이상은 이루어지게 된다. 그러므로 사람의 정신이 그토록 중요하다고 할 수 있다. [신념의 마력]이라는 유명한 서양의 베스트셀러 책이 우리 나라에 소개된바 있지만 신념처럼 무서운 것은 없다라고 할 수가 있다.

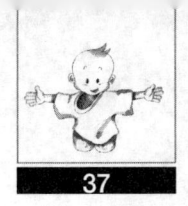

　우리는 종종 종교단체에서 어떤 목회자가 강단에서 환자를 두고 기적 같은 이적을 본다라는 말을 들어본 일이 있을 것이다. 안수 기도를 받고 나서는 장님이 번쩍 눈을 뜰 수 있었다. 앉은뱅이가 일어날 수 있었다라고 하는 말들은 하나같이 환자의 신념 때문이다. "낫을 수 있다"라고 하는 신념만 강하면 웬만한 질병이 낫게 되는데 이것을 사람들은 신령한 선령의 힘이다라고 믿고 있다. 물론 이런 신념만으로 다 무거운 질병이 치유된다는 것은 아니나 웬만한 질병은 물리칠 수가 있다. 그러므로 신념은 가장 인간에게 중요한 힘이라고 할 수가 있다. 나는 유전으로 키 크기는 불가능하다고 하며 애초부터 낙담하고 노력해 보지 않는 사람이 없지 않다. 이는 스스로 신념을 저버리는 결과가 된다. 이렇게 되면 키는 클 수가 없다. 노력이나 아니면 실행도 해 보지 않고 단념해 버린다고 하는 생각처럼 어리석은 일은 없기 때문이다. 그래서 필자는 키가 크기 위해서는 무엇보다 소중한 것은 "신념과 노력"이라고 말할 수가 있다. 그 다음은 무엇보다 영양이다. 그리고 운동, 환경, 기타 등등을 꼽을 수가 있다. 그러므로 유전이므로 나는 키가 크지 않는다는 낙담에 끝나고 보면 키는 크지 않는다. 키는 앞에서 말한 신념 같은 각오와 믿음이 있다고 한다면 얼마든지 성장할 수 있다고 강조하고 싶다. 이런 말도 있다. 천재의 신념이 10%였다면 노력은 90%라고 하는 말도 있다. 이 글을 읽는 독자들은 대부분 키가 크기 위해서 바라는 바이므로 다시 한번 강조하거니와 정신적 문제가 더욱 크다라고 할 수가 있다. 낙담에만 처해 있을 것이 아니라 자 지금부터라도 열심히 신념을 가지고 열과 성으로 믿고 노력하도록 해보자!

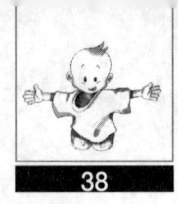

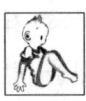 **키가 큰다면 어디가 가장 많이 자라는 것인가?**

사람의 작품은 조물주의 작품인 동시에 부모님의 작품이다. 이러한 조물주는 인체를 볼 때 균형 잡힌 몸매로 만드셨다. 팔길이에 비례하여 다리 길이를 비율로 알맞게 만드셨다라고 할 수가 있다. 그래서 이러한 조물주가 균형 있게 만든 신체에 칼을 대어 키를 늘린다면 과연 어디를 어떻게 늘려야만 하는 것인가 하는 것을 알아 둘 필요가 있을 것이다. 또 수술이 아닌 다른 곳이 성장한다면 다리 중 어딘가가 커져야만 키가 클 수가 있는가 하는 것도 알아 둘 필요가 있을 것이다.

앞에서 잠깐 언급한 바와 같이 키가 크는 것은 신장의 전반이 고르게 커야 한다는 말을 할 수가 있겠으나 키를 크게 하는 요소가 되는 곳은 주로 다리(腿)인 것이다. 물론 아시다시피 다리는 상퇴(上腿)라고 하는 윗다리 부분과 하퇴(下腿)라고 하는 아랫다리 부분을 통틀어 다리라고 하고 있으나 이 다리가 균형 잡히게 커야만 키가 커진다는 결론이 될 수가 있으나 그 가운데 가장 커야만 할 중요한 부분은 상퇴와 하퇴의 중간 관절아래에 있는 관절연골 아래의 [성장판]이라고 하는 곳이다.

다시 말해, 키가 크는 부분은 윗다리가 아닌 아랫다리인 골단 아래에 있는 성장판인 것이다. 이 성장판이 크게 자라면 키가 크는 것은 말할 나위가 없는 것이다. 그렇다면 우선 이 하퇴라는 아래 정강이의 구조부터 알아 둘 필요가 있을 것이다. 이 정강이 아랫다리는 크게 세 가지로 분류할 수가 있는데

첫 번째, 무릎관절 아랫 부분이 되는 [골단]
두 번째, 긴 뼈대 부위인 [골간]
세 번째, 아랫 발목과 연결된 골단

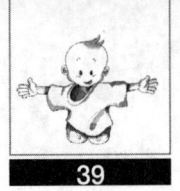

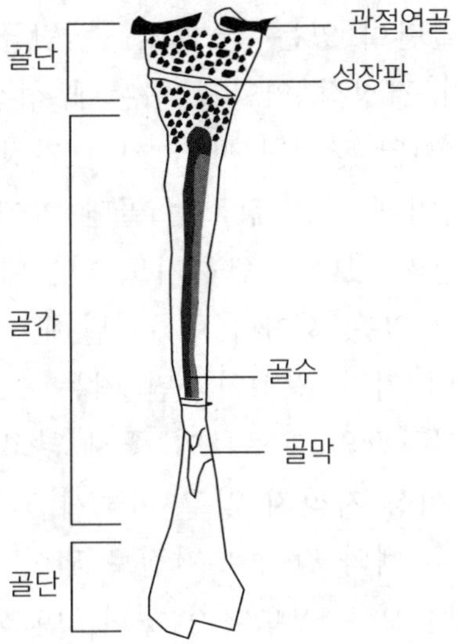

골단 — 관절연골, 성장판

골간 — 골수, 골막

골단

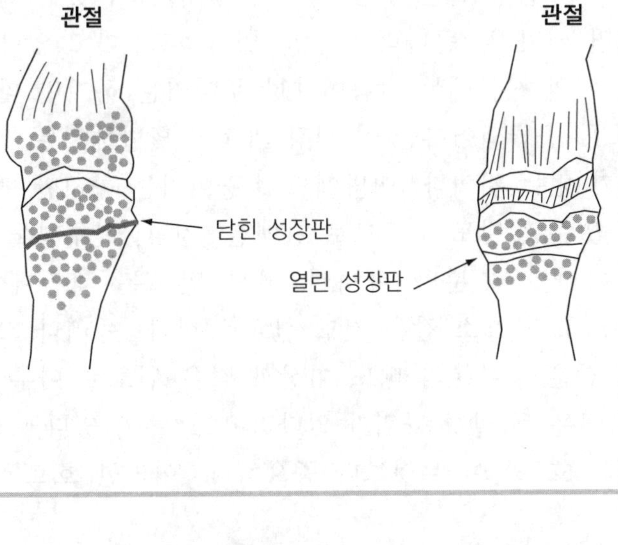

관절 — 닫힌 성장판

관절 — 열린 성장판

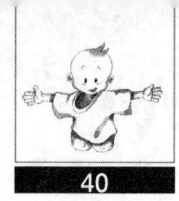

　그러고 보면 윗 골단 부위와 아랫 골단이 있고 그 중간은 골간 즉, 종아리뼈인 셈이다. 그런데 어찌 생각하면 종아리뼈인 골간이 길어져야만 키가 커진다고 느낄 수가 있으나 키가 크는 것은 윗골단과 아랫골단이 있는 두 가지 중 윗골단에 속해 있는 "성장판" 이 곳이 결정적 역할을 하는데 성장판에 영양이 가장 좋고 호르몬도 제일 왕성할 때가 키가 가장 커지는 것이다. 즉, 키를 크게 자라게 하는 장소는 골단 안에 있는 성장판인 것이다. 이것이 열려 있다가 닫히기도 하는데 성장기는 대부분의 성장판이 열려 있는 것이다. 다시 말해, 성장판이 열려 있고 이곳의 호르몬이 가장 왕성하다면 키는 쑥쑥 자라게 된다. 이와는 반대로 성장판의 호르몬이 좋지 않고 닫혀지면 이때부터 성장키는 더 이상 자라지 않고 머물게 되는 것이다. 이 하퇴의 뼈대 역시 다른 뼈와 같이 무기질로 되어 있다. 이 무기질은 90% 이상이 칼슘으로 이루어져 있다. 이 외에도 탄산칼슘, 인산마그네슘, 칼륨, 그리고 나트륨 등등이 있으나 대부분은 소량이다. 그래서 뼈의 대부분이 칼슘을 상기시키기 위해 어려서는 멸치 같은 칼슘 성분이 많이 들어 있는 반찬을 많이 먹으면 키가 잘 큰다라는 말도 있다. 그렇다고 앞에서도 말했듯이 뼈의 성분에는 칼슘이 대부분이기는 하지만 다른 영양분도 고루 공급되어야만 이 성장 과정이 활발해지는 것은 두말할 여지가 없는 것이다. 이밖에도 소량이기는 하지만 뼈대를 에워싸고 있는 살갗도 있으므로 단백질, 지방, 탄수화물 같은 것도 필요하다. 그 뿐만 아니라 뼈를 만드는 과정에서는 각종 Vitamin과 효소 같은 것도 필요로 한다. 등뼈나 갈비뼈 머리뼈와 같은 대부분의 뼈도 이상과 같은 원소로 이루어진다라고 하는 것은 두 말할 나위가 없다라고 할 수가 있다. 그러므로 성장기의 호르몬이 무엇보다 중요하다. 이러한 호르몬이 왕성하

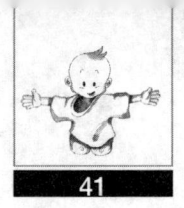

지 않고는 골단의 성장판이 활발하게 움직여 주지 않는다. 그래서 일정한 시기에 도달하게 되면 성장판은 닫히고 그 이상 자라지는 않게 되는 것이다. 그것도 모르고 계속 키를 크게 하는 운동을 하다보면 사실은 골단 부위의 뼈가 부드러워지기만 할 뿐 더이상 키는 자라지 않게 되는 것이다. 이런 원리를 기억하고 넘어 가는 것이 좋다라고 할 수가 있겠다. 그러므로 성장판이 닫히기 전에 왕성한 호르몬 요법과 영양공급을 충분히 한다라고 하면 키는 쑥쑥 장대같이 자란다고 할 수가 있을 것이다.

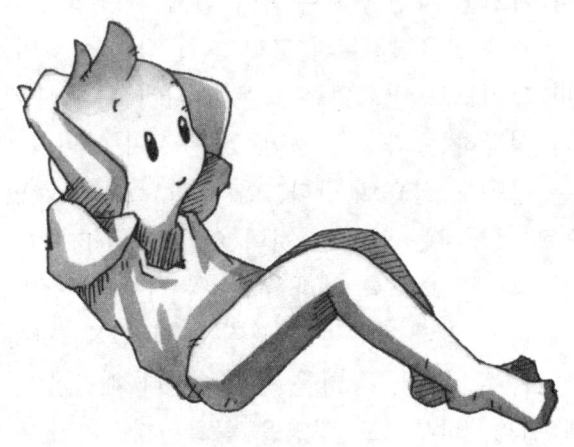

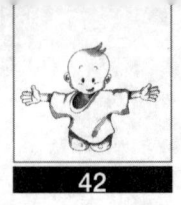

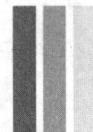 근육은 키가 크는 데
없어서는 안 되는 중요한
역할을 한다.

　자연이라 함은 하늘과 땅이 있고 그 속에 나무가 있으며 생물과 무생물이 있다. 이것이 한데 어우러져 있는 것을 우리는 자연이라고 이름해 부르게 된다. 이와 같이 인체라는 사람의 몸도 이와 같아서 인체에는 뼈만 있는 것은 아니고 근육도 있으며 피도 있어야 한다는 것 같이 어느 한 가지의 역할만으로 이루어져 있는 것만은 아닐 것이다. 자연이 그러하듯 각기의 역할을 다 가지고 자연을 이루듯이 인체 역시 조물주가 인간을 창조할 때 뼈와 살은 물론 피 그리고 각 장기를 넣어 인간을 만든 것이다 그러므로 필요없는 것은 없다라고 할 수가 있다. 특하나 뼈가 성장하는 과정은 뼈만 있는 것이 아니라 이 뼈를 감싸고 있는 근육도 필요로 한다. 아니 필요로 한 것만이 아니라 절대적으로 없어서는 안되는 것이 이 근육(筋肉)인 것이다. 가령 나무를 생각해 보도록 하자. 나무의 내부인 뼈 역시 나무 껍질과 함께 하고 있다. 이 나무 껍질은 첫 번째, 나무심인 뼈대를 보호한다. 두 번째, 공기를 공급하거나 배출을 하는 역할을 한다. 세 번째, 피부로도 영양을 공급한다. 기타 사람의 뼈를 감싸고 있는 근육은 뼈를 자라게 하는데 있으나 뼈를 보존하는

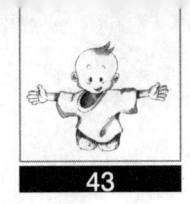

데 없어서는 안될 중요한 역할도 맡고 있다. 또 건물을 지을 때 철근을 먼저 박고 그 밖에는 나무나 아니면 벽돌을 붙이는 것 같이 철근, 나무나 벽돌이 있으므로 인하여 더 단단한 역할을 하는 것과 같이 뼈도 근육이 붙어 있으므로 뼈를 더 단단하게 도 하고 유연성을 주기도 하며 외부에 웬만한 충격에는 끄떡도 하지 않게 되는 것과 같은 것이다. 그것만이 아니고 성장 과정에 있어서는 근육으로 통하여 영양 공급하는 역할이 되고 있는 것이다. 키가 자란다고 하는 것은 역시 살 갖도 늘어나는 것이고 뼈에 자극을 줌으로 인해서 커지는 것이다. 그러므로 살갖은 절대적이라고 할 수가 있다. 뼈의 운동은 이를 에워싸고 있는 살갖의 수축으로 인하여 운동이 이루어진다고도 볼 수가 있다. 또한 뼈에 절대적으로 필요한 영양소의 칼슘 일부도 근육을 통하여 공급받는다고 할 수가 있다. 예를 들면, 단백질같은 것을 공급받으므로 인해서 어느 정도는 유지할 수가 있는 것이다. 근육은 뼈의 대부분 성분과는 달리 단백질로 이루어져 있다. 그러므로 뼈가 충분히 성장하려면 영양은 물론 뼈에게 자극적 운동을 하게 함으로 이 역할은 살갖인 근육이 맡고 있는 것이다. 뼈와 살은 성장이나 보호에 있어서 반드시 없어서는 안될 상호부조(相互扶助)의 역할을 하고 있다고 할 수가 있다. 이 때문에 근육 기능이 약화되면 키는 더 크지 않게 되어 있다. 이토록 뼈를 에워싸고 있는 근육의 역할은 중요하다고 할 수가 있다. 키가 커지기 위해서는 뼈끼리의 성장과 더불어 주변 근육의 근 기능이 다같이 균형있게 발달되어야만 조화를 이룰 수가 있고 키가 클 수가 있다. 주변 근육이란 아래로는 발목 골단의 근 기능으로부터 위로는 무릎 관절은 물론 대퇴 근육과 더불어 엉덩이 살갖이 유연성 있게 활발하게 그 기능이 움직여줄 때마다 뼈도 자라고 키도 큰다고 할 수가 있는 것이다. 그렇

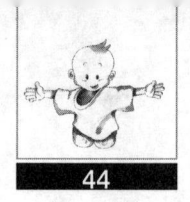

다면 "일리자로프" 수술은 어쩌면 부득이한 방법이지 결코 온당하게 키를 크게 하는 방법이라고 할 수만은 없는 것이다. 평소 키를 크게 키우는 방법이라고 한다고 하면 뼈의 각종 영양도 중요시되지만 또 한편으로는 주변의 근육운동이 활발하지 못하고는 키가 자랄 수가 없다는 사실을 반드시 명심할 필요가 있을 것이다.

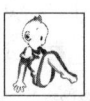 **성장기에 영양장애를 준다면 키는 자라지 않는다**

성장기에 영양은 가장 중요하다. 50년대와 60년대, 70년대와 80년대의 영양에 따라 키의 성장은 다르다고 할 수가 있다. 이는 일반적으로 생각을 해도 영양이 그 원인이 된다. 그러므로 그래프의 통계표를 보아도 우리나라 국민의 키 성장은 해에 따라 상곡선(上曲線)으로 그려지고 있다. 우리 어머니나 할머니들이 흔히 말할 때 "저 애가 어렸을 때는 가난해 먹지를 못해서 잘 자라지 못했다…"라는 말을 간혹 들은 적이 있을 것이다. 이 말은 옳은 말이다. 한창 자라고 영양이 왕성해야만 할 시기에 영양 공급이 충분하지 못했다라고 하면 성장 과정에 장애가 되었을 것이다. 그렇다면 두말할 나위 없이 키가 크게 되는 영양이 가장 관건이 되는 것이 사실이다. 그것도 태어나서부터 14~20세 전후가 가장 중요시 된다. 위에서 잠깐 언급한 적이 있지만 골단의 성장판이 열려있을 때 영양이 집중적으로 공급이 되어야지 닫힌 후 아무리 영양을 공급을 하고 주변 근 기능의 운동을 한다 해도 키의 성장에는 별반 큰 도움이 되지를 못하고 그 주변 뼈의 두 개만 튼튼하게 만든다고 설명한 적이 있다. 이것 말고도 주부가 임신 중 영양상태가 부실하면 두말할

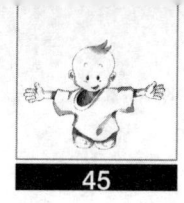

나위 없이 조산의 우려가 있으며, 아기를 낳은 후로도 무게가 적은 데다가 잘 자라지 않는다 라는 말을 자주 들어본 적이 있을 것이다. 이는 영양이 성장 과정에 있어서 키의 자람이 절대적이라고 하는 사실을 의미한다고 할 수가 있을 것이다. 영양은 인체를 가장 활발하게 하는 에너지이기 때문이다.

　대체로 해방전 이웃나라 일본 사람들의 신장은 적었다. 그래서 우리가 빗대놓고 말할 때는 "쪽발이"라고 했다. 이 쪽발이라는 어원을 사전에서 찾아보았더니 "한쪽이 모자라는 것"이라고 되어 있다. 모자란다고 하는 것은 결국 작다라는 이미지도 된다. 쪽발이 하면 즉, 신장이 작고 어딘가 모자라는 것을 의미하는 인상을 느끼게 하는데 이것은 〈작다〉라는 뜻에서 생겨난 뜻이다. 사실 일인들의 신장은 해방전 상당히 작았다. 그러나 지금은 이들의 평균키는 그때와는 완전히 달라졌다. 경제적 발전과 영양 때문인 것이다. 우리나라 학생들만 해도 80년대와 90년대 아이들의 건강상태는 확연히 다르다. 이것이 무엇을 의미하는가 하면 곧 영양 상태를 의미하게 된다. 신장도 역시 영양 관계에 절대적으로 미친다라고 하는 것이다.

　어려서부터 아이들에게 군것질을 잘 시키는 부모님들이 계신다. 아이가 원하기 때문에 준다라고 하지만 초콜릿, 과자, 사탕 같은 단 것을 많이 먹으면 자연 식욕을 잃게 된다. 어려서 이런 습관을 기른 아이는 밥을 먹어도 편식(偏食)을 하게 된다. 즉, 군것질을 많이 하는 아이는 자연 편식을 하게 된다는 것이다. 이런 아이는 신체도 허약해지지만 키도 잘 자라지 않는다고 하는 사실은 틀림이 없다. 그 대신 반찬 투정도 안하고 무엇이든 고루 다 잘먹는 이런 아이일수록 몸도 튼튼하지만 키도 잘 큰다라고 하는 것은 틀림없는 사실이다. 그 때문에 밥을 적게 먹는 아이는 자연 영양이 충실치 못하다. 대신에 무엇이든 잘 먹

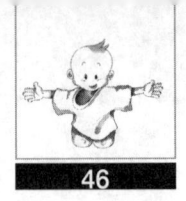

고 또 밥도 뚝딱뚝딱 먹는 아이는 무럭무럭 자라게 된다. 신장도 잘 자란다는 사실은 틀림없는 사실인 것이다. 이는 무엇을 의미하냐면 키를 크게 하는 제1요인은 밥을 많이 먹고 반찬도 무엇이든 잘 먹어야만 큰다. 잘 먹는다는 것은 두말할 여지 없이 영양 공급을 충실히 한다는 것이 된다.

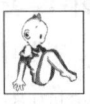 영양을 고루 섭취해야만 키가 자란다.

밥을 잘 먹고 많이 먹는 아이는 몸도 튼튼하거니와 키도 잘 자란다라고 했다. 그렇다고 밥만 즐기고 다른 반찬도 없이 먹지는 않을 것이다. 밥을 먹게 되면 자연 반찬도 먹게 마련이다. 그런데 여기서 반찬도 입에 맞는 한 가지만 즐겨 먹어서는 안된다. 편식 없이 골고루 잘 먹어야만 한다라는 뜻이다. 그 중에서도 키를 잘 크게 하려면 칼슘(미네랄), 단백질, 비타민, 식물섬유, 기타 같은 것이 꼭 필요하다. 밥과 반찬 속에 대부분 이런 영양분이 들어 있지만, 어느 음식이나 반찬을 싫어하거나 좋아해서 집중적으로 먹는다면 이상의 영양소가 자연 부족하기 마련일 것이다. 대부분 이것은 편식에서 이루어지는 것으로써 그 때문에 [무엇이고 고루 잘 먹어야만 한다]라고 말하는 것이다. 유아기와 청소년기는 자칫하면 편식하기가 일쑤이다. 어린이는 당분 같은 것을 즐기고 좋아하기 때문에 밥을 싫어하는 아이들이 적지 않다. 또 한창 자라야할 나이의 아이들이 군것질을 좋아하고 요즘 같으면 지나친 공부 때문에 밥맛을 잃어서 곧잘 굶고 학교에 나가게 된다. 이런 것이 하루 이틀이 아니고 여러 날 계속되면 얼굴에는 검버섯이 피고 얼굴 색은 하얗게 된다. 이러다 보면 집에 돌아와 밥상에 앉으면 또 밥맛이 있을

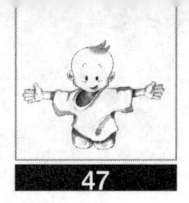

리 만무하다. 그래서 한 두 숟갈 입에 떠 넣다 말고 그만 수저를 놓게 된다. 이런 악순환이 계속 반복되다 보면 자연 영양이 모자라게 되고 운동하는 시간에 쓰러지는 아이들이 없지 않다. 이런 습관은 일찍부터 자신에게 달려 있다고 하겠으나 이것은 아이에게만 맡겨 둘 일은 아니고 어머니들이 잘 잡아주어야만 한다.

필자가 조석으로 오가는 길목에는 작은 가게들이 즐비한데 떡볶이를 비롯하여 도너츠 같은 주로 기름으로 튀긴 값싼 먹거리가 있다. 그것은 근처에 여학교가 있기 때문이다. 어쩌다 보면 교복을 입은 아이들이 이런 가게에서 군것질을 하고 있는 것을 볼 수가 있다. 이런 것을 상하교 시간에 친구들과 어울려 먹다보니 자연히 집에 가서는 밥을 먹기가 싫어진다. 공부하랴, 방가 후는 학원에 나가 보충수업을 하랴! 이렇게 해서 집에 들어가는 시간은 자정 가까운 시간이니 파김치가 되는 아이가 무슨 밥맛이 있겠는가! 피곤해서 그대로 자기 방에 들어가 쓰러져 잠자기가 바쁘다. 이런 아이에게 건강을 요구한다는 것은 무리다. 아이가 먹는 음식이라야 겨우 마지못해 집에서 한두 숟갈 뜨는 식사에 불과하고 학교나 밖에 나가서는 과자류나 빵 같은 군것질이니 이것이 어찌 영양이 된다고 할 수가 있는가 말이다. 어린아이도 그렇고 한창 왕성하게 먹어야 할 성장기에 이렇게 늘 영양이 따르지 못하고 부족하게 된다면 어떻게 키도 클 수가 있다는 말인가! 언제나 영양은 부족되기 마련인 것이다. 그래서 영양은 고루 많이 섭취해야만 몸이 건강하고 튼튼할 수가 있는 것이다. 과자나 초콜릿, 떡볶이, 라면 같은 편중된 영양만 매일 공급한다면 이는 고루 영양이 되지는 못할 것이다. 이런 모습은 남학생이나 여학생들 학교 주변에서 종종 볼 수가 있다. 그래서 운동 중 쓰러져 병원에 가면 영양부족으

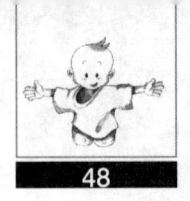

로 빈혈(貧血)이라는 진단을 받게 된다. 한창 왕성할 나이의 아이가 빈혈이라니… 한 마디로 풍요 속에 빈곤 아닌 빈곤인 셈이다. 이런 아이가 어떻게 신장이 클 수 있다는 말인가? 각종 영양이 부족되는 아이라면 아무리 키가 크고 싶어도 커지질 않는다. 영양이 부족되는 마당에 고루 섭취되지 못하고 있으니 키가 크기를 바라는 것은 어리석은 일이 될 것이다. 그래서 성장기에는 무엇보다 중요한 사실은 영양을 골고루 적당량 섭취해야만 하는 것이다. 한 가지만을 취해서는 안되고 여러 가지 고루 먹여 영양을 확실히 보충해야만 한다라고 하는 사실이 가장 소중한 일이라고 할 수가 있다.

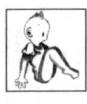 **키가 크는 데 필요한 6대 영양소**

어떤 노래 가사에 이런 말이 있다. [살이 되고 피가 되는 찌개백반…]이라는 소절이 있다. 이는 영양소를 뜻하는 의미가 된다. 우리 고유의 반찬인 "찌개에는 된장을 풀고 여기에 각종 재료를 넣은 반찬으로 밥을 먹는다." 우리 조상들은 일찍부터 우리 몸에 이롭고 입에 맞는 영양소를 재료로 찌개를 연구해왔다. 밥과 함께 먹는 이 영양은 두말할 나위 없이 살이 되고 피가 되는 것이다. 그러니 한 마디로 영양소가 된다는 것이 될 것이다. 그렇다면 키를 크게 하기 위한 영양소는 어떤 것이 있는가를 알아볼 필요가 있을 것이다.

대부분 영양소는 크게 다섯 가지로 나누게 된다.

첫 번째가 단백질, 두 번째는 탄수화물, 세 번째가 지질, 네 번째가 미네랄, 다섯 번째가 비타민을 꼽을 수가 있다. 이 가운데 키를 주로 잘 크게 하는 영양으로는 칼슘, 단백질, 비타민,

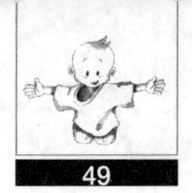

식물섬유로 나눌 수가 있다. 그렇다면 키를 주로 크게 하는 영양소들의 역할부터 알아보기로 하자.

1. 칼슘

칼슘은 앞에서도 언급한바 있듯이, 미네랄(무기질)이라고 하는데 흔히 우리가 알고 있는 뼈대를 주로 만드는 영양이라고 하면 쉽겠다. 첫째 두말할 나위 없이 키가 잘 자라며 뼈가 튼튼해야만 한다.

우리 몸의 살을 주로 지탱시켜 주고 있는 것은 내부에 있는 뼈이기 때문이다. 주로 키를 지탱시켜 주고 있는 다리뼈가 우선 잘 자라주고 튼튼해야 키가 잘 자란다는 것은 상식에 속하는 일이 될 것이다. 그래서 식탁에서 흔히 하는 말로 [생선뼈대를 많이 먹어야 뼈가 튼튼하다]라는 말을 많이 들어 왔다. 칼슘을 의미한다라고 할 수가 있겠다. 미네랄의 백분율(%)을 보면 칼슘이 최대(1.5~22%) 들어 있고 다음으로는 인, 칼륨, 유황, 나트륨 등으로 되어 있다. 이상의 것이 신체의 어떤 부분을 형성하고 있는 것이라고 하면 주로 키를 크게 하는 등뼈와 다리뼈를 형성하고 있다. 이 뼈의 주성분이 바로 위에서 말한 칼슘과 인, 마그네슘 등이라 할 수 있다. 그러니 곧은 골격만이 아니라 부드러운 근육과 피부, 장기 혈액의 고형성분에도 이것은 들어있다. 그러니 뼈, 근육, 장기, 혈액은 모두가 키를 자라게 하는 역할을 하는 조직에 하나이다. 이러한 역할 말고도 발육에 중요한 조직 형태를 이루게 해준다. 또 혈액에 있어서는 산성(酸性)으로 변해가는 체질을 방지하게 되고 정신적 안정을 하게 해주는 역할도 하고 있다. 다시 말해, 인체의 기능을 아주 원활하게 조정하는 중요한 영양소라고 할 수가 있는 것이다.

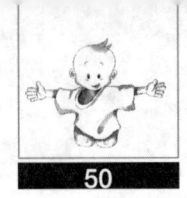

　그러므로 발육이 가장 활발해야만 할 청소년에게 있어서 미네랄은 이토록 중요한 것이 된다. 그렇다면 이러한 영양소의 부족은 말할 것도 없이 성장 과정에 커다란 지장을 준다. 그뿐만 아니라 장내의 이상은 물론 부갑선의 비대나 과민 형상 등도 나타나게 된다. 그러므로 몸이 튼튼하게 자라고 키도 커지려면 적절한 미네랄 공급이 반드시 필요한 것은 두말할 여지가 없는 것이다. 그런데 미네랄 중에서도 "칼슘"은 오늘날 영양소를 많이 섭취해서 비만현상이 왔다라고 하는 아이라 하더라도 여전히 부족하다고 하기도 하니 영향균형은 겉으로 봐서는 알 수가 없는 일이다. 이런 실험들은 대부분 쥐를 통하여 알아낼 수가 있는데 미네랄이 부족된 실험용 쥐는 여러 가지 증상을 일으키게 되는 것은 물론 성장 기능도 저하되는 것을 볼 수가 있다. 더구나 여러 가지 실험 중에서도 미네랄이 부족하면 스트레스를 주로 많이 받게 되고 자연 성장 과정도 저해된다는 것은 두말할 여지가 없다. 그러므로 칼슘(미네랄)은 키 성장에 없어서는 안될 소중한 영양의 하나라고 할 수가 있다.

2. 단백질

　단백질은 동식물에서 세포원형질을 이루는 생명의 근본적 구성물질이다. 사람의 3대 영양소의 하나인 질소는 유기 화합물이다. 이것은 지방이나 탄수화물에 비하여 더욱 복잡한 화합물이라고 할 수가 있다. 지방, 탄수화물은 대부분이 에너지원으로서 대단히 중요한 영양소라고 할 수가 있겠으나 단백질은 동물체의 조직 즉, 인체의 조직을 만드는 중요한 성분이다. 원래 "단백질(蛋白質)이라고 하는 어원은 [가장 주된 것, 혹은 가장 으뜸가는 것]에서 나왔다라고 한다. 그 뿐만 아니라 1839년에

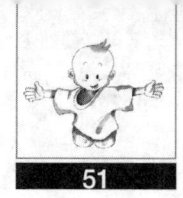

몰더(G, jmulder)가 처음으로 prottin이라고 명명하게 되었다. 이 때문에 대표적이 단백질로는 펩신, 인슐린, 난백알부민 등이 있다. 이 단백질의 종류는 여러 가지가 있어서, 생체의 조직물질인 호르몬과 모든 반응물질인 효소, 질병의 원인이 되는 병독(Toxins) 및 비루 같은 것이 이에 속한다고 할 수가 있다. 그리고 단백질의 조성과 분류를 보면 보통 탄소 51~55%, 질소 15~19%, 산소 20~23%, 수소 7%, 유황 0.3~2% 등의 원소로 된 고중합물(高重合物)이다. 이 단백질은 완전하게 분류하기도 어려우나 물리적 성질과 그 성분에 따라 단순단백질, 복합단백질 혹은 유도단백질 등의 세 가지로 나눌 수가 있다. 이 단백질은 사람의 몸 전체를 성장하게 하는 것은 물론 두뇌의 발달을 돕고 피와 살을 주로 만든다. 그리고 병에 대한 저항력을 높여 주는 것도 이 단백질이다. 그러므로 키가 크기 위해서는 골격인 뼈를 비롯하여 근육은 물론 여러 가지가 발달해야만 한다. 더구나 신장을 지배한다라고 할 수가 있는 성호르몬도 따지고 보면 바로 이 단백질인 것이다. 양질의 소화 흡수가 잘 되는 단백질을 풍부하게 섭취하는 것은 곧 성장호르몬의 분비도 촉진하는 결과를 가져다 준다. 결론적으로 말하면 이 단백질이 결핍되면 발육이 지체될 뿐만 아니라 부종과 빈혈 같은 증상도 발발하게 된다.

3. 비타민(Vitamin)

우리는 흔히 "비타민"이라고 하면 많이 입에 오르내렸을 것이다. 그러나 이 비타민도 알고 보면 아직 1세기도 안된 발명품의 하나이다. 그 전까지 대부분의 과학자들은 영양 결핍에서 생겨나는 원인을 세균에서만 생겨난다고 생각하고 여기에 집중

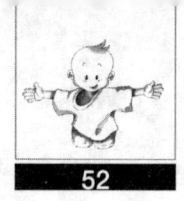

연구하기만 하였다. 그러나 "파스퇴르"가 당시에 유행하던 모든 질병이 체내에 번식하고 있는 미생물에서 생겨난다라고 하는 사실을 알게 되었다. 이것은 세균에만 관심을 쏟았기 때문에 비타민의 기능과 특성을 밝히는데 아무런 도움을 주지는 못했던 것이다. 비타민은 37°C의 낮은 온도에서 화학 반응을 일으키는 특수한 기능을 한다. 이런 비타민에는 "수용성" 비타민과 "지용성" 비타민의 두 종류로 나누게 된다. 이와 같은 분류 방법은 이것들이 분리된 방법에 바탕을 둔 것이지 그들이 결코 물 혹은 지방에서만 작용한다고 하는 것은 아니다. 예를 들면, 식품 중에 있는 지용성(脂溶性) 비타민을 측정할 때는 유기 용매를 사용하여 식품으로부터의 비타민과 지방을 축출한다. 그 다음에는 용매와 지방으로부터 지용성 비타민을 분리한다. 수용성 비타민은 일반적으로 염~물 액으로 축출하게 된다. 그 다음으로는 용매와 지방으로부터는 지용성 비타민을 분리하게 된다. 이 수용성 비타민을 많이 섭취하게 되면 일반적으로 쉽게 배설되지만, 과량의 지용성 비타민은 체지방 조직에 저장되었다가 나중에 이용되고 있어서 흥미로운 역할을 한다고 할 수가 있다.

수용성 비타민

① **비타민 B₁**—비타민 B₁은 수용성 비타민의 일종이다. 이 B₁의 결핍에 의하면 기원전 2600년에 이미 나타났다. 우리가 의학용어로 흔히 각기(berideri)는 중국어로는 "나는 할 수가 있다"라는 의미의 뜻이다. 이 병은 근육이 약해지고 마비를 일으키는 다발성 신경염을 일으키게 된다. 어른들은 팔다리의 움직임이 저해되며 청소년에 있어서는 성장이 저해된다.

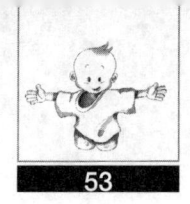

　이러한 질병은 쌀을 주식으로 하는 아시아 일부 국가에서 주로 많이 나타난다. 벼를 도정하는 과정에서 쌀을 정제하는 방법의 일종이다. 깨끗한 쌀을 보면 일반적으로 맛이 있겠다라고 하고 현미가 붙어 있는 과정에서는 별로 인기를 얻지 못했다. 이는 1700~1800년대에 걸쳐 도정기술이 발전되어 비타민 B_1을 더 많이 제거하면서 각기병은 현저하게 더 많이 나타나기 시작했다. 쌀은 외부의 켜로 둘러 쌓여 있고, B_1은 주로 쌀눈인 쌀겨에 들어 있다. 그러니 정미기에서 도정을 하다보면 쌀겨나 아니면 쌀눈이 깎여 나가게 되어 있다. 그래서 보기 좋은 쌀이 되는 것이다. 이렇게 B_1의 결핍은 수많은 사람들에게 각기병을 발병하게 했으며 이 병에 시달리게 되었다. 이 실험을 하기 위해 도정을 깨끗이 한 쌀과 쌀눈이 있는 쌀로 밥을 해서 한동안 먹었더니 차이점이 현저하게 나타난 사실을 발견할 수가 있었던 것이다. 물론 키 성장의 과정에도 현격한 차이가 생겨나고 질병 여부도 차이가 있게 되었다. 이렇게 비타민 B_1은 고기, 간, 곡류, 효모 등에 주로 많이 들어 있다. 그러나 이와는 반대로 굴, 게 등에는 비타민 B_1을 파괴하는 것이 들어 있어서 이것만 좋아한다면 결핍이 우려될 가능성이 많다. 그러나 이런 경우는 그리 흔치 않는 일로 대부분 B_1은 열에 약해 음식을 조리할 때 가열하기 때문에 파괴되는 경우가 있다. 이 때문에 그랬는지 옛날에는 중국, 일본, 우리 나라는 물론 인도 등지의 사람들은 주로 각기병이 많았다. 그러므로 이를 미루어 보건대 비타민이 건강은 물론 키 크는데 있어서 얼마나 큰 역할을 한다라는 사실을 반드시 명심할 필요가 있다라고 할 수가 있겠다. 오늘에 와서 주로 동남아에 있었던 각기 증

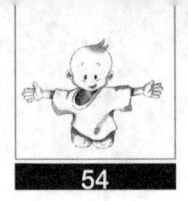

세는 거의 나타나지 않으나 그렇다고 키 성장과 전혀 무관하다라고 할 수만은 없다. 의학적으로 보면 ATP가 부족되면 키 성장은 물론이거니와 근육은 물론 신경 전달 질병에 많이 걸린다고 하는 사실만은 간과할 수가 없다.

② **나이아신**—나이아신(nicotin amide)을 쉽게 말하면 또 하나의 수용성 비타민이다. 나아신 결핍증이라 할 수가 있는 "펠라그라(pellagra)"라는 세계 여러 곳에서도 발견할 수가 있다. 그 중에서도 특히 아프리카에서는 흔히 볼 수가 있는 병이라고 할 수가 있다. 이 펠라그라라고 하는 뜻은 [거친 피부]라고 하는 말이다. 이런 병이 생기는 원인은 옥수수를 많이 먹고 반대로 우유를 적게 먹는 사람들에게 이같은 병이 나타난다. 이러한 펠라그라 증세를 피하자면 무엇보다 우유를 많이 마셔야만 한다. 주로 햇볕에 쪼인 부분에 붉고 거친 피부상처가 생기는 것이 특징이다.

③ **비타민 C**—시중에 비타민 C의 결핍을 예방하기 위해서 많은 광고가 나돌고 있다.

비타민 C가 결핍되면 괴혈병이 생긴다고 하는 사실은 너무도 널리 잘 알려져 있다. 잇몸에 피가 잘 나고 피부에 멍이 주로 든다. 우리가 대수롭지 않게 생각하는 감기도 비타민 C의 결핍에서 온다고 하기도 한다. 한 예로서 바다 생활을 오래하는 항해사들에게 비타민 C의 결핍 증세가 생겨나 많은 항해사가 죽은 사실이 있다. 바다에 오랫동안 떠 있다보니 이들은 마른 콩, 치즈, 소금에 저린 쇠고기 이런 것들만으로 생활해 왔다. 그러더니 신선한 야

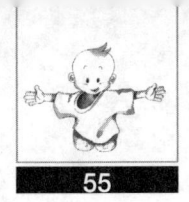

채나 과일같은 것을 전혀 먹지 못한 것이다. 이런 결과가 결국 이 비타민 C에서 온다라고 하는 사실을 훗날 알게 된 것이다. 비타민 C는 주로 과일이나 야채 속에 들어 있었으나 가장 불안정하다고 하는 사실은 잘 알려져 있다. 지나치게 가열하면 비타인 C가 30~50% 손실이 되기 때문이다. 그러므로 과일이나 채소를 즐기지 않는 사람들에게는 비타민이 결핍되기 쉽다고 할 수가 있다. 이 영양소는 주로 C조직 형성에 이용될 뿐만 아니라 스트레스를 예방하는 것을 도와준다. 그러나 이와는 반대로 지나치게 과량을 해도 좋지가 않다. 요산결정(尿酸結晶)이 생겨나기 때문이다. 통풍과 같은 증세가 생겨날 수가 있기 때문이다. 그러므로 무엇이든지 적당히 알맞게 섭취를 하는 것이 중요하다는 것은 새삼스러운 말은 아니다.

④ 비타민 B_2—일명 리보플라빈(riboflvin)이라고 불려지는 이 영양소는 비타민 B_1이 많은 식품에 같이 들어 있다. 어떤 사람들은 유전적인 기능장애에 의해서 비타민 B_2 결핍증으로 고생하는 사람이 적지 않다. 이런 결핍이 오면 역시 피부가 상어피부처럼 거칠어지는 것을 볼 수가 있다. 이와 같은 사람들에게는 체내 비타민 B_2가 많이 필요로 하게 되고 때로는 오디괄약근염(carnival oddities)에 걸리게 된다. 비타민 B_2의 주기능은 비타민 B_1과 같이 산화대사에서 ATP를 합성하는 일로서 고기 또는 우유, 혹은 간 등에 주로 많이 들어있다고 할 수가 있다.

⑤ 비타민 B_6—근래 와서는 비타민 B_6의 결핍증은 볼 수가 없게 되었다. 비타민 B_6는 주로 신체 유지를 위한 필수아

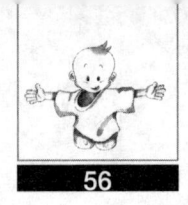

미노산으로부터 비필수아미노산을 합성하는 데 필요로 한다. 비타민 B_6 대부분은 식사에 적당량이 함유되어 있다.

⑥ 비타민 B_{12}—이 비타민 역시 균형된 식사를 하지 못했을 때 이런 증세가 나타난다. 비타민 B_{12}가 결핍이 되면 주로 심한 빈혈이 오게 된다. 다시 말해, 비타민 B_{12}는 혈액 중의 헤모글로빈을 만든다. 비타민 B_{12}가 부족되면 헤모글로빈을 만들지 못하게 되고 따라서 에너지 생성에 필요한 산소를 운반하지 못하게 된다. 결국 빈혈이 오게 되는데 현재는 합성이 가능함으로 약으로도 쉽게 구할 수가 있다.

지용성 비타민

기름에 녹는 비타민이 지용성 비타민 A와 D는 결핍이 되면 어떤 증세가 나타난다라고 하는 사실은 이미 널리 알려져 있다. 그밖에 것은 영양 결핍증을 나타내는 경우는 드물다라고 할 수가 있다.

① 비타민 A—시력과 주로 관계가 있는 비타민이다. 어린아이들이 주로 이 영양이 부족되어 장님이 되는 경우가 적지 않았다고 할 수가 있을 정도이다. 비타민 A가 부족하면 주로 야맹증에 많이 걸린다고 하는 사실도 널리 알려져 있다. 이와는 반대로 A가 과다하면 피부가 황색으로 변하게 된다. 그 뿐만 아니라 간장에 막대한 지장을 초래하게 된다.

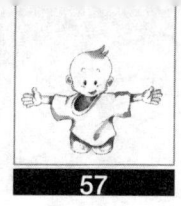

② 비타민 D—비타민 D가 결핍되면 구루병에 걸린다고 하는 사실은 잘 알려져 있다. 비타민 D는 주로 어린이들에게 많이 영양을 미치게 되며 허리를 굽게 하거나 아니면 다리의 정상 발육을 저해하게 된다. 그러므로 키 성장에 저해되는 것은 당연한 사실이다. 또한 비타민 D는 햇볕과 관련이 깊다라는 사실이 널리 알려져 있다. 이 비타민 D는 버터, 우유, 고기의 지방 및 어간유 등에 주로 많이 들어 있다.

③ 비타민 E—비타민 E는 불포화 지방을 주로 분해하는 것을 방해함으로써 노화를 억제하는 것으로 널리 알려져 있다. 만일 체지방이 분해되면 생성된 물질은 조직을 파괴할 수 있는 위험도 없지는 않다. 그래서 이 비타민 E는 파괴작용을 예방하거나 아니면 늦추어 준다라고 할 수가 있다. 여성에 있어서는 호르몬 작용에도 큰 영향을 준다.

④ 비타민 K—음식에 비타민 K가 들어 있지 않아도 결핍증 증세는 볼 수가 없다. 이것은 대장에 번식하는 세균에 의해 생겨난다고 보고 있으며, 주로 장벽을 통하여 흡수가 된다. 비타민 K는 주로 혈액의 응고에 중요한 역할을 하고 있다. 이 결핍증은 주로 항생물질에 의하여 주로 사멸된다. 그리고 비타민 K는 생성되지 않는다고 보고 있다. 이렇게 되면 용혈 현상이 일어난다고 보게 되지만 결국 그리 자주 일어지는 않는다. 그래서 출혈시 비타민 K를 투여하여 지혈하게 된다.

이상과 같은 영양소 중의 일부라 할 비타민은 키 생성에 절

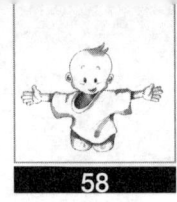

대적이라고 할 수가 있다. 그러므로 옛 어른들이 밥을 많이 먹어야만 키가 잘 큰다고 하시던 말씀은 영양 속에 비타민이 고루 갖추어져 있기 때문인 것이다. 비타민을 소홀히 하게 되면 키는 잘 자랄 수가 없다는 것을 명심할 필요가 있다.

4. 탄수화물(炭水貨物)

탄수화물은 인체에 있어서 가장 필요로 하는 영양소 중의 하나다. 쉽게 말하자면 탄소, 수소 및 산소라고 할 수가 있는 세 원소로써 이루어지는 화합물이다. 그중 수소와 산소의 비율이 물과 같은 조성을 갖는 화합물의 총칭을 탄수화물이라고 한다. 즉, 인간인 동물들에게 절대 필요로 하는 영양소의 하나로써 주로 이것은 식물체 안에서 합성되며 당류, 전분류, 섬유소로써 존재한다. 다시 말해서, 함수탄소을 지칭한다.

주로 동물의 열량 원으로 이용이 되는데 필수영양소이다. 주로 식물체내에서 생성된다고 할 수가 있다. 화학적 조성에 의하면 단당류(포도당과 과당), 이당류(설탕, 엿당), 다당류(전분, 셀로우스) 등의 종류가 있다. 당류는 g당 4cal를 내는 에너지의 급원이다. 이렇게 분류된 에너지 급원 뿐만 아니라 근육 운동 때 연소가 되며 열을 발생시키며 체온을 유지시키는 데에 이용된다. 몇 년 전에 "에너지화"가 빠르다는 액체가 TV광고에 나온 사실을 기억하고 이 식품을 [속성 에너지 식품] 이라고 광고하고 있었다. 그러나 이것은 과장된 광고에 불과하다. 정상적인 조건하에서라면 이것은 작은창자에서 분해되어 신체내부에 섭취되는 데에는 적어도 2~3시간 걸리는 것이 보편적이다. 이렇게 엄밀히 말하면 속성 에너지란 있을 수는 없다. 이러한 음료를 수입한 취지는 몸에 필요한 주요 당인 포도당이 들

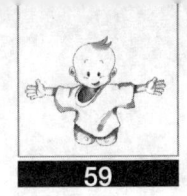

어 있다고 하는 데에 기초를 두고 있다. 그래서 그런지 어떤 사람들은 사탕을 먹으면 별도로 에너지를 얻게 된다고 생각하는 모양 같다. 그러나 앞에서 설명한 바와 같이 이 에너지원이 되자면 적어도 2~3시간 걸린다라고 하였으나 이것은 기분에 불과하다고 할 수가 있겠다. 주로 쌀밥, 감자 국수, 식빵 등에 많이 들어 있다.

5. 지질(脂肪質)

지질 혹은 지방질이라고 불려지는 이 지용성 비타민은 소화흡수를 도와주게 된다. 체내에서도 주로 중요한 기능을 하는 지방은 포화지방과 불포화지방 두 종류로 나누게 된다. 포화지방은 일반적으로 상온에서는 고체이다. 공기 중의 지방층은 포화지방의 예이다. 이는 오븐이나 아니면 난로에서 가열하지 않으면 녹지 않게 되어 있다. 동물의 조직 중 가장 흔하다고 할 수가 있는 포화지방 중의 구성 지방산은 스테아르산(stearic acid)이다. 주로 식품에 들어 있는 이들 포화지방산은 어떤 경우에는 탄소수가 많고 또 어떤 경우에는 탄소수가 적어서 그 종류가 다양하다고 할 수가 있다. 지방이 체내에서 에너지로 분해될 때 이것은 크랩스 회로를 거치게 된다. 그러나 탄수화물이 적고 지방이 주급원이 될 때는 위험스러운 상태로 초래할 수도 있다. 즉, 지방이 회로에 들어가서 분해되는 데 필요한 화합물들이 혈액에 남게 되기 때문이다. 예를 들면, 아세톤은 그 중 하나로서 만약 뇌에 영향이 미치게 되면 혼수 상태에 들게 되는 수도 있다. 그러나 이 지질 역시 없어서는 안되는 영양소로서 몸 안의 장기를 보호하며 체온 조절을 하게 된다. 이 지질의 풍부한 식품으로는 식물성 기름, 땅콩, 버터 등이 있다.

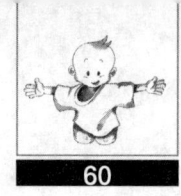

6. 식물성 섬유

키의 성장을 위해서는 식물성 섬유가 필요하다. 우리가 먹는 영양에 많은 유해 독소가 함유되어 있다. 이를 밖으로 배출해야만 하고 성장이 필요하다. 그러기 위해서는 숙변을 제거하고 변속에 들어 있는 유해물질을 바로 배설시켜야만 한다. 두말할 여지 없이 과잉 지질이나 콜레스테롤 따위의 불량 영양은 과감히 배출되도록 해야만 한다. 그리고 꼭 필요한 영양만을 흡수시키도록 도와야만 한다. 그러기 위해서는 식물성 섬유는 반드시 필요하다. 예를 들면, 식물성 섬유가 많이 함유된 식품으로 현미, 흑빵, 두류, 다시마, 미역, 김, 고구마, 땅콩, 녹미채, 밀감, 파인애플, 바나나, 시금치, 당근, 무 ,마, 우엉 등을 들 수가 있다.

한 가지 예를 들어보기로 하겠다. 마를 한방에서는 산약(山藥)이라고 부르고 있다. 원래 마는 산에서 자생하고 있으나 근래에는 밭에서도 재배한다. 그러나 효능 면에 있어서는 자연산만 못하다고 할 수가 있다. 예로부터 강장제로 중히 여겨 왔는데, 기력을 보호해 주고 뇌도 튼튼하게 해 주는 것으로 정평이 나 있다. 그 뿐만 아니라 정력은 물론 성장에도 효과가 있다고 알려져 있다. 일본 교토의 어떤 명가는 매일 아침 밥상에 이 마를 올리지 않으면 안 되는 가언이 전해지고 있다. 그리고 신년 초에는 며칠 동안 산 마의 생즙을 먹어 두어야만 건강하게 지낼 수가 있다라고 믿고 있다. 이는 강장보익의 효능도 효능이겠으나 그보다 섬유질과 정장의 의미가 더 크다고 할 수가 있다. 속이 편하다라고 하는 뜻이 담겨 있다.

강원도 원주에서 마의 생즙을 전문으로 취급하고 있는 한 가게 주인은 마의 생즙을 먹고 나면 밤새 TV를 보고 나도 이튿날 피곤한 줄 모른다 라는 말을 하는 것을 들었다. 마에는 섬유

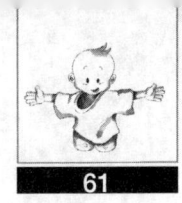

질이 들어 있기 때문이다. 그 뿐만 아니라 전분 소화효소인 디아스타제가 들어 있어서 속이 편하다는 것이 그 원인이다. 그 때문에 섬유질이 필요로 하다고 할 수가 있다.

　이상의 영양들이 가장 중요하다고 할 수가 있다. 이상과 같은 5,6대 영양소가 적절한 시기에 적당하게 공급되지 안하고는 키가 성장할 수가 없다. 이런 점을 감안하여 무조건 많이만 먹는 것도 좋은 것만은 아니고 칼로리를 알고 적절하게 고루 공급한다면 키 성장에 획기적인 효과가 있는 것만은 틀림없는 사실이라고 할 수가 있다. 사실 우리는 어렵게 생각할 필요는 없다. 자동차가 움직이자면 가솔린이 필요하듯이 사람이 움직이고 성장하자면 영양은 필수적이다. 그 뿐만 아니라 자동차의 가솔린은 어떤 종류의 우량기름을 넣느냐에 따라서 기계의 수명과 정기 주파를 할 수 있는 것과 같이 사람 역시 옛날과 같이 단순하게 주먹구구식으로[많이만 먹어라] 해서만도 아니다 칼로리를 적당하게 섭취함에 따라 신체 성장의 관건이 될 수가 있다고 하는 것은 당연한 사실이다. 그러므로 키 성장을 위해서는 여지없이 영양에 만전을 기해야만 하는 것은 당연한 일이라고 할 수가 있겠다.

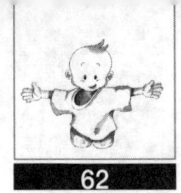

그럼 이상에서 설명한 6대 영양소 함량별 식품 종류를 간단히 알아보도록 한다.

영양소 함량별 식품의 종류

단백질 식품

식육(조리)	20~30% 단백질
어육	20~30%
치즈(미국)	25%
코티지치즈	13~17%
견과류	16%
계란	13%
건조곡류	7~14%
빵	8%
전지우유	3.5%
탈지우유	4.0%

지방질 식품

기름	100% 지방
버터, 마가린	80% 지방
마요네즈	80%
호두	65%
초콜릿	50%
땅콩 버터	50%
치즈	25~35%
식육	20~40%
아이스크림	10~16%

당질 식품

설탕	100% 탄수화물
초콜릿크림	85%
곡류	70~80%
쿠키	70%
잼	70%
케이크	60%

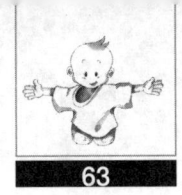

성장에 필요한 주요 식품군

구분	식품군별	식 품	식품명	체내 역할
구성식품	단백질 식품	고기 및 생선류	돼지고기, 닭고기, 소시지, 쇠고기, 고등어, 청어, 참치, 조개, 굴, 동태	혈액, 근육, 뼈 등 몸의 조직을 만든다.
		난류	달걀, 오리알, 메추리알	
		콩류	콩, 두부, 된장, 두유, 비지, 청국장	
	칼슘 식품	우유 및 유제품	우유, 분유, 요구르트, 치즈, 아이스크림	
		뼈째먹는 잔 생선	미꾸라지, 붕어, 젓갈, 멸치, 뱅어포, 새우, 잔 생선, 양미리	
조절식품	무기질 및 비타민 식품	녹황색 채소 및 해조류	시금치, 당근, 쑥갓, 상치, 깻잎, 고추, 미나리, 무잎, 부추, 근대, 냉이, 김, 미역, 파래, 다시마	몸의 생리기능을 조절하고 질병을 예방한다.
		담색 채소 버섯류	배추, 무, 오이, 양배추, 김치, 콩나물, 호박, 파, 양파, 우엉, 가지, 열무, 버섯	
		과일류	사과, 배, 수박, 감, 딸기, 복숭아, 살구, 귤, 포도, 자두, 토마토, 대추	
에너지식품	당질 식품	곡류	쌀, 밀가루, 보리, 옥수수, 빵, 국수, 설탕, 피자, 과자, 조, 수수	체온을 조절하고 활동 에너지원이 된다.
		감자류	감자, 고구마, 라면, 토란	
	지방 식품	유지류	참기름, 들기름, 콩기름, 깨소금, 버터, 마가린, 쇼트닝, 채종유, 마요네즈, 호두, 잣, 땅콩	

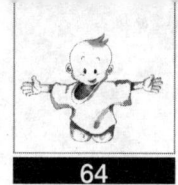

빵	50%
쌀, 스파게티	20~35%

칼슘이 많은 식품

우유
치즈
정어리
녹엽채소
물고기

니아신이 많은 식품

간
물고기
닭고기
식육
피넛버터

철분이 많은 식품

간
쇠고기
돼지고기
완두
녹엽채소
닭고기
계란

비타민 A가 많은 식품

간
고구마
시금치
당근
호박
녹엽채소

비타민 B_1이 많은 식품

돼지고기
완두
간
송치고기
견과류

비타민 B_2가 많은 식품

간
닭고기
식육
물고기
치즈
우유

비타민 C가 많은 식품

감귤류
채소류
토마토
감자
양배추
간

비타민 D가 많은 식품

어류
간
강화우유
계란

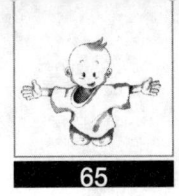

비타민 E가 많은 식품
　식물성 기름
　유종실
　곡류

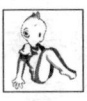 **키가 크자면 편식(偏食)은 금물이다.**

　요즘은 아이들에게 이런 것이 없으나 가난했던 5, 60대만 해도 시골 아이들 얼굴에는 "마른버짐"이라고 하는 피부에 버짐 비슷한 것이 많이 있었다. 긁으면 하얀 비늘 같은 것이 풀풀 일어났다. 이것은 영양상태가 좋지 않을 때 이같은 버짐이 생겨났다. 요즘 아이들에게 이런 모습은 찾아볼 수가 없다. 그 대신 아이들에게는 편식이라는 것이 많다. 편식이란 말은 어떤 음식을 편벽되게 즐기거나 아니면 가려먹는 것을 의미한다. 이렇게 음식을 가려서 먹다보면 영양은 고르지 못하고 한편으로 쏠리게 된다.
　여기서 보통 아이들의 일상으로 들어가 보자.
　밤늦도록 숙제며 컴퓨터 게임에 취해 있다가 아침은 학교갈 시간이 되었는데도 아직 잠자리에서 일어나지 못하고 있다. 어머니가 밥상을 차려놓고 몇 번이고 "아침 먹어라"라고 깨워도 막무가내다. 고단한 잠에 취해 있기 때문이다. 마음 약한 어머니는 조금만 더 자게 두자. 조금만 조금만… 하다보니 이제는 학교가 시작할 시간이 되었다. 어머니는 이제 이래서는 안되겠다 싶어 억지로 깨워 오늘 배울 책이며 준비물 등을 챙기다보니 이제 학교가 늦어 질 것만 같다. 아이와 함께 책가방을 챙기노라 한바탕 소동이 일어나게 된다. 이러다 보면 세수한다는

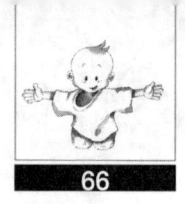

시간도 없어진다. 아침을 먹고 간다는 것은 상상도 하지 못하게 되었다. 학교 수업 시간이 다급해졌기 때문이다. 아이도 그대로 현관문을 열고 나선다. 부모는 아이가 아침도 먹지 아니하고 등교하게 되니[저것이 아침도 못 먹고 학교에 가니 배가 오죽 고플까?] 생각다 못해 그냥 바쁘게 내달리는 아이를 다시 불러서 천원 짜리 한 두 장을 손에 쥐여 주면서 "학교 가서 시장하거들랑 뭐 사먹어!" 하고 일러준다. 아이는 반갑다는 듯이 "감사합니다" 하고는 돈을 받아 쥐고는 뒤도 돌아보지 않고 학교 쪽으로 쌩하게 내달리게 된다. 학교 가는 골목 앞에는 아이들 입맛을 당기게 하는 어묵이며 소시지 지짐과 같은 군것질 가게가 즐비하게 있다. 아이들이 아침에 어머니께 받아온 돈으로 이런 것을 군것질하게 된다. 배가 시장하니 어쩔 수 없는 일이다.

이런 일이 일상으로 일어나는 것이 큰 문제이다. 집에서 아침밥을 먹기보다 수면을 취하기 바쁜 것이 문제가 있다. 편식이 되기 때문이다. 집에서 먹는 식사는 반찬을 이것저것 만들어 식사를 하게 된다. 그러나 학교가는 길 구멍 가게서는 일정한 먹을거리만 팔지 채소나 나물 혹은 영양이 듬뿍 들어 있을만한 것을 팔지는 않는다. 이렇게 되다보면 어느새 편식이 되고 만다. 이것처럼 무서운 것은 없다는 것이다. 영양을 골고루 섭취하지 못하면 당연히 키 크는데 있어서 장애가 있게 되는 것은 엄연한 사실인 것이다. 편식은 이렇게 이루어지고 어느 한쪽 영양은 좋으나 자연 이렇게 되고 보면 영양이 모자라게 되는 경우가 있게 될 것이다.

이런 것 말고도 집안의 식탁 위에 오르는 즐기는 반찬 때문에 그것만 계속 밥상에 올리면 이것 또한 편식이다. 즉, 이와 같은 것은 식사의 환경이라고 할 수가 있다. 이래서 식단을 짜

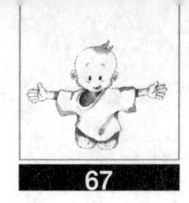

는 어머니의 역할이 중요하다라고 할 수가 있다. "아빠가 뭐만 좋아하시기 때문에…"라고 하여 즐기는 반찬만 계속 올린다면 두말 할 여지없이 이것도 편식이 된다. 이런 것 말고도 또 부모님의 과보호로 아이가 좋아하는(입에 즐기는) 것만을 먹도록 하는 경우도 이런 범주에 속하게 된다. 이렇게 지나다보면 예상 밖의 결과가 나타날 수도 있게 된다. 알레르기 체질이 되어 어떤 음식에 거부반응 같은 것도 일으키게 된다. 또 자연 몸이 허약 체질로 될 수가 있다. 이런 것 등은 모두 편식에서 온다고 해도 별로 틀린 말은 아니다. 그러므로 주부나 부모의 역할은 대단히 크다고 할 수가 있다. 이러한 편식이 없도록 하기 위해서는 규칙적인 생활이 필요하다. 저녁 일찍 잠자리에 들게 하고 아침 일찍 깨는 습관을 들이고, 세수나 아침운동도 하여 아침 식탁 앞에 앉는 시간을 즐겁게 만들어 주어야만 한다. 그리고 아이에게는 일방적으로 좋아하는 음식이라고 하여 그것만 계속 먹도록 해서는 안된다. 어머니나 주부는 각별히 영양과 칼로리에 대하여 신경을 쓰도록 노력해야만 한다. 그래서 절대 아이가 편식하지 않도록 습관을 들여야 한다. 키가 한참 잘 자랄 나이라 할 초등학교나 중고등학교 시절에는 키가 자라는데에 편식은 치명적인 영양을 미치게 할 수가 있다. 그러므로 편식에 들지 않도록 하는 것이 최선의 과제이다.

다음은 간식이다. 아이들에게 간식하면 주로 빵, 면류, 아니면 과자류, 주스같은 당질유가 대부분이다. 이렇게 간식을 하다보면 단백질이나 칼슘 혹은 비타민들이 자연 모자라게 된다. 간식은 식사 이외의 가볍게 먹는 군것질을 편중적으로 공급하게 되면 편식 쪽으로 기울어지는 경향이 있어서 영양의 불균형을 가져오게 된다. 그러므로 간식은 말 그대로 간식, 군것질에서 끝나야지 이것을 식사보다 더 많이 즐겨 먹어서는 안된다.

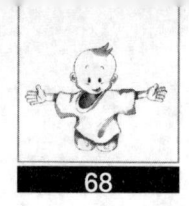

　왜냐면 여기에서는 고른 영양을 취할 수가 없기 때문에 그렇다. 그러고 보면 아무래도 영양을 고루 섭취하자면 3식 식사를 영양이 고루 들어 있는 반찬과 함께 식사를 하는 것이 가장 중요하다. 간식만 좋아하다 보면 위에서 말한 것 같이 영양이 편중되기 때문이다. 그렇다고 골고루 들어 있는 음식이라고 하여 너무 많이 먹어서도 좋지 않다. 비만 현상이 올 수 있기 때문이다. 무엇이고 한쪽으로 치우쳐 과식하는 것은 좋은 현상이 결코 아니다. 우리가 3식이라고 하는 것은 배의 시장 끼와 위의 휴식을 감안하여 생겨진 식사시간이기 때문이다. 이 식사 시간 이외에 간식으로 너무 여러 차례 자주 먹어도 좋지가 않다. 우리가 잠이나 아니면 휴식을 통하여 머리나 육체가 쉴 수 있도록 하는 것과 같이 음식물 소화, 흡수하는 위장에도 반드시 휴식 시간이 필요하다. 그러므로 위에 부담이 가도록 간식이나 야식과 같은 것은 결코 바람직하다고 할 수가 없다. 양을 줄이는 데에도 칼로리를 고루 흡수할 수 있도록 해야만 한다. 그런 의미에 있어서도 편식은 절대 금하는 것이 좋다.

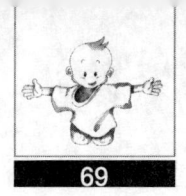

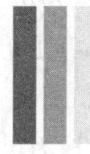 스트레스는 키 성장에
장애가 된다.

　아이가 무슨 "스트레스냐"라고 말할 사람이 있다. 그러나 어린아이에게도 스트레스는 있기 마련이다. 가령 요즘 같으면 아이들이 컴퓨터 놀이에서 스트레스를 많이 받게 된다.
　이 컴퓨터 게임을 하다보면 싸움을 하게 되는데 이때 승부욕이 강한 아이들은 패하면 스트레스를 많이 받게 된다. 그래서 이길 때까지 컴퓨터 앞에서 장시간을 보내게 된다. 이런 것 말고도 가까운 친구에게나 모욕적인 일을 당하게 되면 유별히 못 견디는 아이도 있다. 또 요즘 아이들간에 일명 "왕따"란 것 때문에 공부가 싫어지고 학교가는 것이 두려움으로 여기는 아이도 많다. 이런 것은 모두 아이에게 스트레스의 요인이 되게 한다. 요즘 왕따시키는 아이들 중에는 불량학생이 많아 좋은 것을 가지고 있으면 빼앗고, 강제로 돈을 갖고 오라고 요구를 한다. 교실 안에서 하지 못하면 교실 밖이나 학교 밖에서 요구하는 일이라 선생님도 속수무책이다. 학교 등하교 시간에 으슥한 골목에 서 있다가 나오면 돈 내어 놓으라고 협박을 한다. 부모에게 일러바치면 더 심하게 때릴 것이라는 공갈을 친다. 아니 공갈이 아니라 사실이다. 아이는 이렇게 당하고 나면 집에

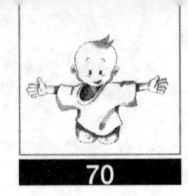

오면 숙제가 싫어지고 공부도 아니하게 된다. 물론 내일 학교 갈 일을 생각하면 밤잠을 이루지 못한다. 결국 이와 같은 것도 일종 큰 충격이 되는 스트레스다. 이와 같은 심한 스트레스를 받게되면 호르몬 분비는 억제된다. 또 시험도 그렇다. 합격 불합격 여부가 결정짖게 되는 시험에 지나치게 압박감을 느끼게 되면 이것도 하나의 스트레스다. 스트레스가 전혀 없을 수는 없는 일이지만 아이가 어떻게 받아들이는 데 그 결과가 달려있다.

사람마다 얼굴이 다 다르고 각양각색이듯이 아이에 따라 소심한 아이도 없지 않아 이것을 불안으로 받아들이게 되는 아이에게는 결국 스트레스가 된다. 이와 같이 심한 스트레스를 받은 아이를 두고 신체적 정밀검사를 해 보았더니 놀랍게도 이 아이는 키가 자란 흔적이 전혀 없었다. 보통 아이들은 연령을 더하게 되면 나이에 따라 성장이 있기 마련이다. 그럼에도 불구하고 스트레스를 많이 받은 아이는 검사 결과 성장 과정이 없었다는 것이다. 다시 말해서 불안, 초조, 근심, 걱정과 같은 온갖 콤플렉스들은 하나의 신장발육의 장애가 된다고 하는 것이 명확해졌다. 어디 그런 것뿐인가 "내 키가 다른 사람에 비해 너무 적다"라고 하는 콤플렉스식 스트레스도 마찬가지로 신장에 장애가 되는 것은 당연한 일이다. 이러한 원인은 "감정의 원인"이라고 할 수가 있다. 이 감정을 컨트롤하고 순화시킨다 라고 하는 것은 앞에서도 언급한 바처럼 그리 쉬운 일은 아니다.

한 예를 들어보기로 하자. 여기에 신경이 남달리 예민한 환자가 있었다. 그런데 하루는 심한 스트레스를 받고 난 이후로는 소화가 안되고 입맛이 없어졌다. 위가 나빠졌는가 싶어 겁이 덜컥 생겨났다. 병원에 찾아갔더니 의사는 신경성위염이라고 하였다. 그것은 대뇌에 전달된 스트레스가 간뇌(시상하부)~

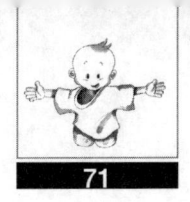

자율신경~위장기관으로 전달되기 때문인데 이럴 때 위가 나쁘지 않는 사람이라고 한다 하더라도 평소보다 소화가 몇 배나 되지 않는다. 그 이유는 위가 긴장하기 때문이다. 이토록 스트레스라는 것은 무섭다. 소화가 되지 않는다라고 하는 것은 이와 같은 사유 때문인데 이것이 위가 나빠지는 원인이다. 키(신장) 역시 이와 같은 순서와 다를 바가 없다. 호르몬 분비가 충분해야만 성장이 가능한데 간뇌에서 전달된 활동조절의 기능이 난조에 처하게 되니 호르몬 분비도 자연 억제가 된다. 이 성장호르몬 역시 내분비선에서 분비가 되는데 자율신경의 억제 때문에 자연 호르몬이 차단된다. 좀 어려운 말일지 모르겠으나 스트레스를 받으면 뇌가 긴장하고 그 긴장은 신체 전반의 분비선에 자극을 주어서 원활하게 되지 못하게 된다는 말이다. 그러므로 성장과정의 어린이에게 있어서 스트레스는 성장과 얼마나 깊은 연관이 있다라는 사실을 짐작하게 될 것이다. 이러한 원인을 알았다고 하면 마땅히 해소하는 처방에 이르러야 한다.

첫 번째, 자기 전에 따뜻한 물로 목욕을 하고 잠자리에 들면 좋다. 피로를 쉽게 풀어줄 수가 있기 때문이다.

두 번째, 기도나 아니면 명상하는 방법 같은 것도 좋다고 할 수가 있다. 잡다한 생각을 떨쳐버리고 완전히 마음을 비우는 기도하는 심정 같은 것이 되면 쌓였던 스트레스가 완화될 수가 있을 것이다. 성장기에 이런 기도나 마음을 비우는 무아(無我)경지에 더는 훈련방법도 스트레스 해소의 한 방편이 된다고 할 수가 있다.

세 번째, 두말할 여지 없이 운동이다. 긴장을 푸는 가벼운 운동이라면 무엇이고 좋다. 다만 힘에 부치는 운동 같

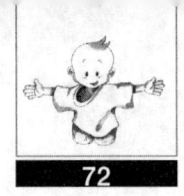

은 것은 절대 해서는 안된다. 특히 청소년기에는 다리의 운동이 되는 가벼운 달리기 같은 것은 필수적이라고 할 수가 있을 것이다. 그러므로 스트레스는 키 성장에 지장을 주는 방해자이다. 하지만 이 방해를 우리는 세상에 태어나면서부터 받지 않고는 살아갈 수가 없는 숙명이므로 이 숙명을 알고 해소하는 방식을 알 필요가 있다고 하는 것이다. 해소한다라고 하는 것은 일정한 기간이지만 수시로 마음을 비우고 안정같은 연습이 필요하다. 이런 연습을 하는 동안 스트레스는 자연 해소가 된다. 다음으로 목욕 같은 것으로 긴장된 육체나 기운을 풀어 주는 것이고 다음은 운동이다. 이점을 충실하게 이용을 하면 성장호르몬 분비가 왕성해 질 수가 있다. 왕성해 진다라고 하는 것은 곧 키가 커진다는 의미의 뜻과 같다.

 스트레스는 다음의 운동으로 날려 버리도록 하자.

스트레스가 성장기의 아이에게 지대한 장애를 준다는 사실은 앞에서도 설명을 하였다. 청소년의 어린이들에게 "스트레스"는 무슨 스트레스냐고 부모님들은 말하실 줄 모르겠으나 자본주의나 현대생활은 극도의 투쟁에서 살아야만 하는 사회임으로 자연 어린이에게도 어른 못잖은 고통이 따르기 마련이다. 그 옛날에 비하면 훨씬 크고 많아진 것이 사실이다. 어른 아이 할 것 없이 당하는 스트레스 때문에 아이의 성장 촉진에 장애가 된다. 이것을 그때그때 날려버리거나 아니면 해소하지를 못하게

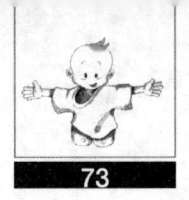

되면 스트레스가 쌓이게 된다. 한방에서는 이런 것을 가지고 심화(心火)라고 하기도 한다. 마음에 상처나 아니면 울분이 남아 있게 되면 신체에 있어서는 자연 혈액순환을 막는 역할이 된다. 또 기의 흐름도 막히게 된다. 이럴 때 자연 아이는 침울해지고 밥맛이 없으며 우울해지기가 일쑤다. 이같은 아이는 두말할 여지 없이 성장에 장애가 된다. 이와는 반대로 혈액의 순환이 원활하게 이루어지는 아이는 수기(水氣)가 아래에서 머리 위로 올라가게 되고 심장에서 생기는 울분(火氣)은 복부로 내려와 머리가 개운하고 몸도 가볍다. 그러나 이와는 반대로 화가 머리 위로 올라가 아래로 내려오지 못하게 되면 이것이 심화, 즉 스트레스가 되는 것이다. 그러므로 신장의 수기가 머리로 올라가고 복부아래인 배 단전으로 내려오면 자연적으로 배가 따뜻해진다. 배가 따뜻해진다라고 하는 것은 혈액의 기운을 신체 전반에 고루고루 나누어 줄 수가 있는 계기가 된다. 이런 것을 가지고 한의학에서는 수승화강(水昇火降) 상태라고 이르게 되는데 이런 상태일 때 가장 건강하고 머리가 맑게 된다. 그러나 "스트레스"를 받게 되면 가슴 정 중앙이라고 할 수가 있는 심장부위에 부담을 주게 되어서 막히게 된다. 그러므로 심장의 화기는 내려오지를 못하게 되고 대신 머리 쪽으로 올라가게 된다. 그래서 스트레스를 받게 되면 증상으로는 머리가 뜨겁고 목과 어깨까지 뻣뻣해지기가 일쑤이다. 그래서 이런 영향은 곧 척추를 통해서 두 다리에 까지 전달이 되는데 성장에 지장을 주게 되는 것은 당연한 이치라고 할 수가 있다. 따라서 이 스트레스를 풀어주면 우선 가슴인 심장 부위가 잘 소통이 되어서 기운이 고루고루 온몸에 혈액과 함께 퍼지게 된다. 그래서 한방의 일부인 단학의 운동에 있어서는 뇌호흡 체조를 통해 답답했던 가슴에 쌓여 있던 스트레스를 날려버릴 수가 있다.

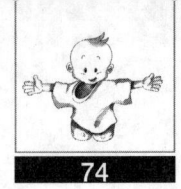

다음의 운동을 참고하면 많은 도움이 될 수가 있다.

뫼 산(山)자로 몸통 좌우로 돌리기

▶ **동작**

1. 어깨넓이 만큼 다리를 벌리고 선 자세에서 무릎을 약간 굽혀준다.
2. 양팔은 뫼산(山)자로 들어올리고 가슴은 편 상태에서 시선은 정면을 본다.
3. 그 상태에서 몸통만 좌우로 움직여 주는데 한 번에 50회 이상 해준다.
4. 이때 가슴이 많이 막힌 사람은 가슴에서 서걱서걱 소리가 나기도 한다.

▶ **효과**

임맥이 풀리고 가슴은 물론 어깨까지 시원해지면서 쌓여있던 스트레스가 풀리게 된다. 한결 마음이 편안해지는 것도 느낄 수 있다.

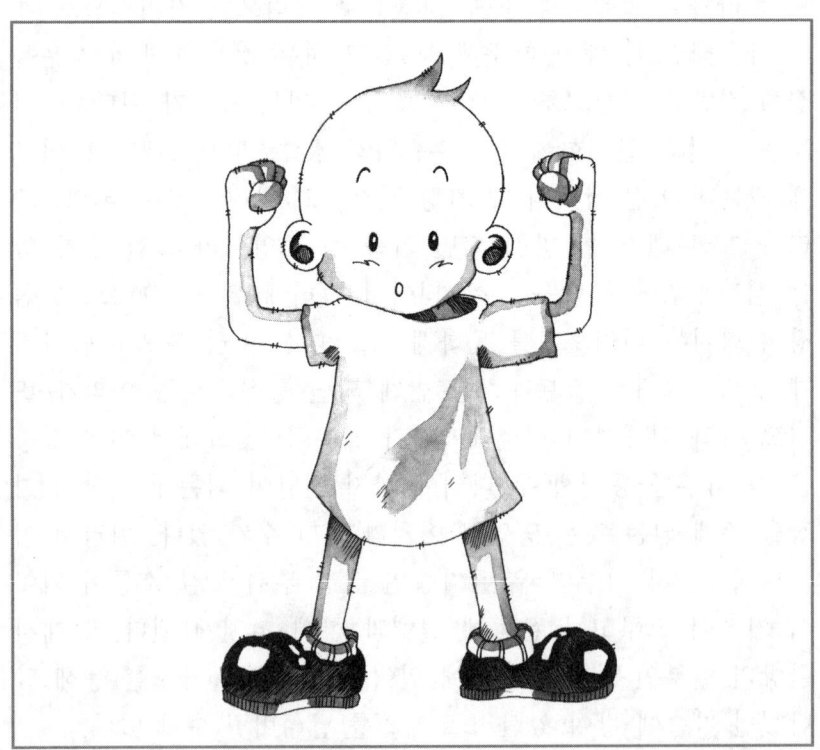

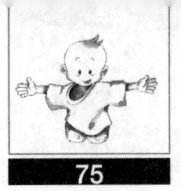

발바닥 부딪치기

▶ 동작

1. 다리를 펴고 앉아 등 뒤 바닥에 손을 짚고 허리를 곧게 편다.
2. 무릎을 굽혀 양 발바닥을 강하게 부딪쳤다 펴기를 30회 이상 해준다.
3. 단, 무릎을 펼 때는 관절에 충격이 가지 않도록 힘을 빼고 가볍게 펴주어야 한다.

▶ 효과

스트레스로 인해 머리 위로 상기된 기운을 내려주는 데 탁월한 효과가 있으며 특히 하체의 기혈순환을 원활하게 해준다.

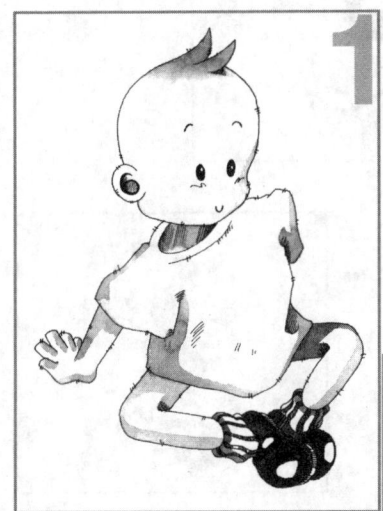

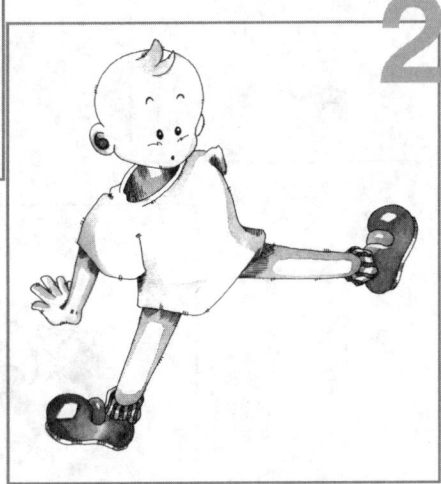

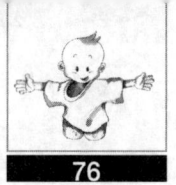

가슴 펴기

▶ 동작

1. 양손을 가슴 앞에 모은 다음 양 손바닥이 서로 마주보는 상태에서 숨을 들이마시면서 최대한 가슴을 펴며 팔을 벌려준다.
2. 숨을 내쉬면서 원위치 한다.
3. 이어 손등이 마주보게, 양손바닥이 위를 향하게, 양손바닥이 아래로 향하게 해서 각각 반복해준다.

▶ 효과

심폐기능을 강화시키고 가슴을 펴주며 화기를 내뿜는 역할을 하여 임맥은 풀리고 가슴과 어깨가 시원해진다.

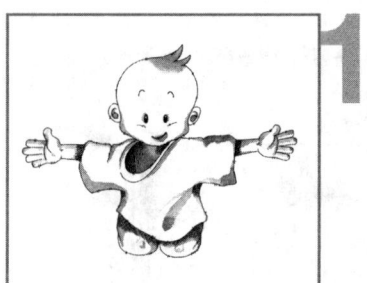

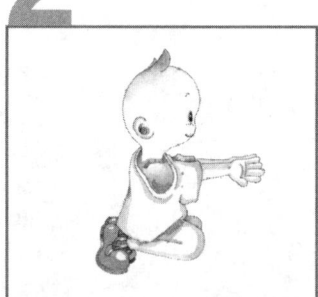

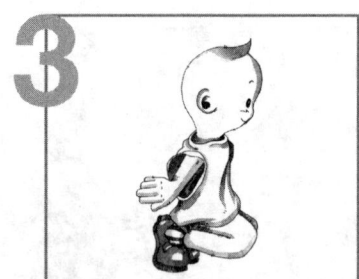

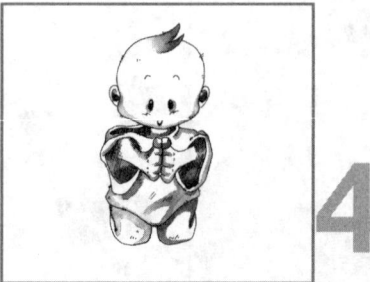

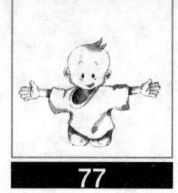

깍지 끼고 위아래 밀기

▶ 동작

1. 다리를 어깨넓이로 벌리고 양손을 깍지 껴 숨을 들이마시면서 양손을 머리위로 뻗어 올린다.
2. 시선은 손등을 바라보되 어지럼증이나 고혈압, 빈혈 등이 있는 사람은 정면을 바라보고 동작을 취하며 무리하게 힘주지 않는다.
3. 숨을 멈춘 상태에서 상기되지 않도록 발가락과 단전에 힘을 준 상태에서 자신의 몸을 늘린다는 생각으로 쭉 뻗어준다.
4. 깍지를 풀고 양팔을 최대한 뒤로 젖혀 내리면서 숨을 내쉰다.
5. 다시 상체를 숙이면서 아래로 밀어준다.
6. 숨을 내쉬면서 원위치 해준다. 3회 반복한다.

▶ 효과

스트레스로 인해 온 몸 구석구석 정체되어 있던 탁한 기운이 제거되면서 기혈순환 왕성해짐에 따라 몸과 마음이 개운해지고 기분까지 상쾌해진다. 따라서 스트레스 해소에 탁월한 효과가 있다.

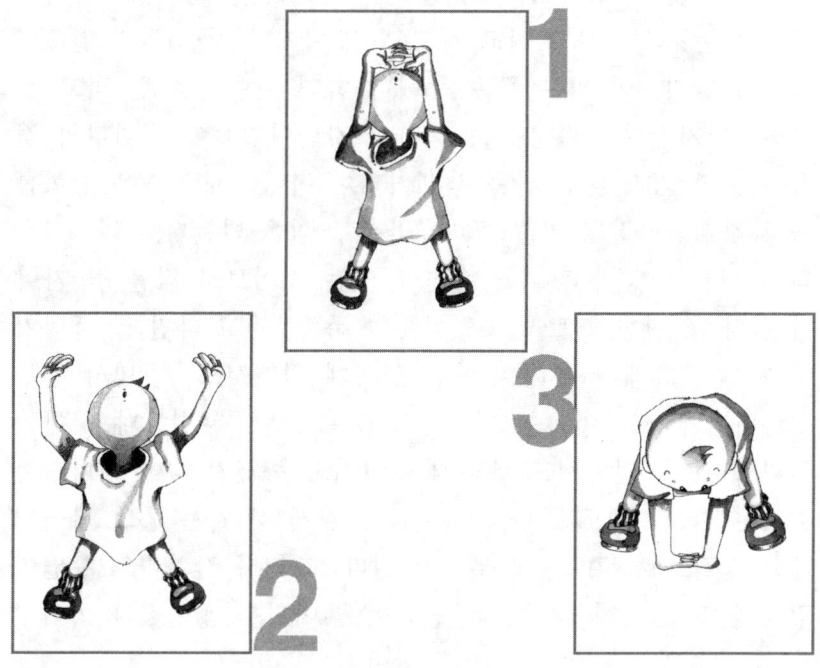

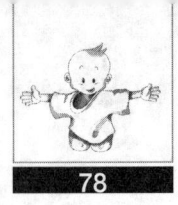

 잠을 잘 자야 키가 클 수 있다.

　잠을 충분히 자야만 한다. 원래 성장기의 아이들은 청소년이므로 온종일 밖에 나가 천방지축으로 뛰어 다니게 됨으로 저녁이면 피곤하기가 일쑤이고 저녁을 먹고 숙제를 하기 위해 책상 앞에 앉으면 졸음부터 오기 시작하여 졸리게 된다. 이렇게 피곤해서 잠자리에 든 잠은 깊이 잠을 자게 된다. 우리가 자동차에 가솔린을 넣어 주어야만 움직이게 되듯이 사람에게 잠은 일종 에너지를 충족시켜 주는 기름과 같은 역할이 된다. 하루 웬종일 아침부터 저녁까지 에너지를 소진하고 저녁에 집에 돌아와서 잠자리에 드는 것은 바로 피로를 풀고 내일의 활력을 생성시키는 것이므로 잠이야말로 키를 키우게 하는 성자의 원동력이라고 할 수가 있다. 어렸을 때 할머니들이 강보에 싼 아이를 안고는 [먹고 자고 먹고 자고 우리 아기 둥둥…]하며 얼르던 생각이 난다. 이 말은 무슨 뜻이냐 하면 아이들은 잘 먹고 잘 자면 잘 자란다는 뜻과 같다. 사실 갓난아기들이 어머니의 젖을 배불리 먹고 나면 잠을 색색거리며 잔다. 이 모습은 평화롭기도 하지만 "잘 자라고 큰다."라는 느낌을 받는다. 모든 성장의 근원은 영양과 충분한 수면에 있는 것이므로 잠을 잘 자야만 한다. 웬만한 스트레스도 하룻밤 푹 잘 자고 나면 확 풀리기 마련이다. 그래서 우리는 아침 인사에 있어서도 "안녕히 주무셨습니까?"라고 인사를 한다. 잠을 푹 잘 주무셨느냐고 하는 의미와 같다. 앞에서도 에너지 이야기도 하였지만 이 에너지는 호르몬이라고 해도 좋다. 깊은 잠을 길게 푹 자는 동안 아이에게는 성장호르몬이 많이 분비가 된다. 그러나 잠자리의 수면이 깊지 않고 영화상영중 간혹 필름이 끊어지듯 끊어졌다 이어졌

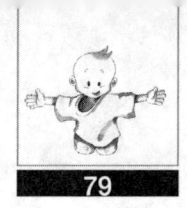

다하는 잠은 큰 효과를 거두지 못한다. 잠이란 지금까지 연구 발표된 과정에 의하면 대부분 4단계로 나누어 잠이 들게 된다라고 한다. 먼저 사람이 잠자리에 들어가게 되면 전신의 근육이 이완이 되고 정신이 혼미해지면서 나락의 잠에 젖어 들게 되어있다. 이와 같이 잠이 들게 되는 과정은 1초 같은 짧은 사이에 일어나게 되는데 이것이 1단계 진입이다. 이후로 산을 오르듯 서서히 진행이 되는데 15분 정도가 지나면 2단계로 진입하게 된다. 그 다음으로 들어가는 것이 3, 4단계의 과정인데 이 단계는 깊이 잠 속에 빠져들었다는 과정인데 옆에 사람이 가볍게 소리를 질러도 알아듣지 못하게 되는 경우이다. 이때를 의사들은 램(Rem)수면 상태라고 이르게 된다. 이와 같은 램 상태가 오래 지속되면 될수록 좋다고 한다. 그런데 이와 같은 수면 상태 속에 호르몬이 분비가 시작되는데 보통 밤 9시에서 새벽 1시 사이가 가장 많이 분비되는 것으로 알려져 있다. 즉, 청소년기의 성장 호르몬이 수면 중에 이루어진다고 보고 있는데 이것이 즉 저녁 9시~새벽 1시 사이, 다시 말하면 가장 깊게 잠이 들어 있는 시간을 의미하게 된다. 그런데 요즘 청소년들은 밤낮을 바꾸어 잠을 자거나 아니면 밤늦도록 공부를 하거나 컴퓨터를 하거나 하다가 밤늦게 잠자리에 드는 경우가 종종 있다. 한마디로 이렇게 잔 잠은 시간도 시간이지만 호르몬 분비의 시간의 난조 때문에 쉽게 말하면 장애가 된다.

그러므로 우리 생활에는 무엇보다 반드시 필요한 것은 절도가 있는 일정한 시간에 잠을 자야만 깊이 자고 충분한 수면을 취했다고 할 수가 있게 된다. 앞에서도 말했듯이 9시나 10시에 잠자리에 들어 6시 이전에 반드시 깨어야만 한다. 왜 그런가하면 잠자는 시간대와 수면시간, 그 생활 양식이나 방식에 따라서 성장호르몬의 분비에도 차이가 있기 때문이다. 다시 말

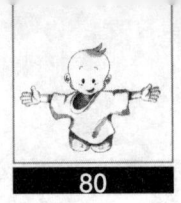

하면 성장기에 일찍 잠자리에 들고 아침 일찍 깨는 절도 있는 생활이 필요하다. 그러므로 밤늦게 잠자리에 들어 아침 늦게까지 자고 아침에 일어나기 싫어해서는 절대 안된다.

저녁에 일찍 잠자리에 깊이 들어 호르몬 분비를 충분히 가져야만 키가 크게 자랄 수가 있다. 그러고 보면 잠은 키를 크게 성장시키게 하는 근원이라고 말할 수 있다.

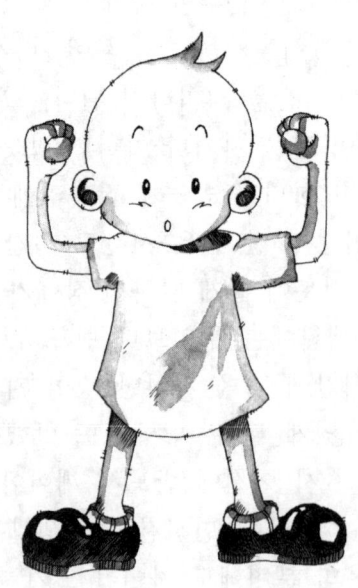

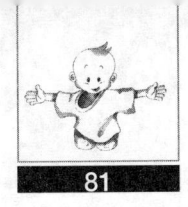

 "핵산"을 적당하게 공급하면 키 성장에 탁월한 효과가 있다.

    1920년 중반 미국의 중부 어느 깊은 산골 광산촌이었다. 교통도 불편스러운데다 광부인 가족으로 있는 중년 여성들이 유난히 목에 밤톨같은 혹이 생겨나고 눈알이 튀어나오는 증세를 발견한 사람은 이곳 무의촌으로 들어와 진료소를 맡고 있었던 "바세토시"라고 하는 의사였다. 미국지역에서는 그리 흔치 않은 질병이라고 보고 그 원인 규명에 나섰다. 알고 보니 중년 이후의 여성들에게 많이 결핍되는 갑상선 호르몬 때문이라는 사실을 뒤늦게 알게 되었다. 옥토카리가 많이 함유되어 있는 해조류(김, 미역)같은 영양분을 전혀 공급받지 못해서 생겨난 병임을 알게 되었다. 당시 이 중부 산간 촌에 있었던 사람들에게는 해물류를 공급받지 못했기 때문이었다. 그때 의학잡지에 이런 보고 논문을 내자 학계서는 처음으로 이를 발견해낸 갑상선 기능항진증을 "바세도시 병"이라고 발견자의 이름을 따서 짓게 되었다. 이는 중년기의 여성들에게 쉽게 결핍되기 쉬운 갑상선 호르몬 때문이었다. 이는 체질적으로 발생하기도 하겠으나 대부분 영양이 고르지 못한 결핍상태가 그 원인이었다.

    근래 와서 "핵산"이라는 말이 유행어처럼 번져나가고 있다. 이 핵산은 모든 생물의 세포 속에 들어 있는 유전자 본체의 하나로서 세포의 분열과 에너지의 생산일체를 조절담당 하고 있다. 다시 말하면 생명의 탄생에서부터 사멸까지를 지배한다고 하는 것이 이 핵산이다. 이 핵산은 영양소 중에 들어있다고 하겠는데 우리는 지금까지 대수롭지 않게 생각해 왔다. 그러나 요컨대 핵산은 생명활동의 가장 깊은 부분에서부터 우리를 지배하고 있다라고 해도 과언이 아닐 정도라고 할 수가 있다. 무

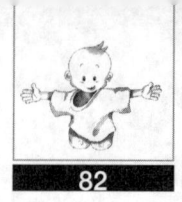

엇보다 핵산이 담당하는 부위는 살의 성장 조절과 노화방지에 있다. 그러니 성장 과정과 깊은 연관이 있다. 한 마디로 이것은 누구도 피할 수가 없는 현상인 것이다. 주름살은 물론이고 피부 내의 활성화를 담당하고 있기에 뼈와 더불어 성장 촉진에 없어서는 안되는 꼭 필요한 영양소이다.

주로 핵산은 지금까지 노화를 방지한다고 알려져 왔으나 청소년의 성장과정에 없어서는 안될 영양분 중 하나이다. 그것은 핵산이 쇠퇴하지만 않는다라고 한다면 노화는 물론 키의 성장 촉진에도 영향을 주게 되어 키가 잘 자라게 된다. 그것은 이 핵산이 세포를 활발하게 만들어 주기 때문에 노화는 고사하고 성장에 크게 기여하게 된다. 그러므로 성장기의 핵산 공급은 곧 성장 촉진에 좋은 효과가 된다. 우리 몸은 우리가 매일 하는 식사로 만들어진다는 것은 당연한 일일 것이다. 영양공급이라고 하는 좋은 식사를 하면 영양상태가 좋고 건강한 것은 당연한 이치다. 이와는 반대로 식사를 잘 하지 못하고 영양공급도 부실하면 자연 몸이 쇄하는 것은 누구나 쉽사리 알 수가 있는 상식이다.

하버드대학의 알렉스산더 교수는 세계적인 장수촌을 여러 차례 방문하고 늙지 않는 이유를 규명하고자 노력하였다. 남미 에콰도루의 빌카밤바, 파키스탄의 훈자, 소련의 코카스 등지를 조사한 결과 오래 살 수 있다는 결론은 식사(영양)에 있음을 알 수 있었다는 것이다. 그들이 먹는 식사는 하나같이 고핵산이었다는 사실을 발견한 것이다. 그렇다면 성장에 있어서 핵산의 공급이 가장 중요시 된다. 핵산이란 푸른빛 나는 생선에서 가장 많이 들어 있는 영양분이다. 이것이 있어야만 노쇄를 방지할 수가 있다고 하면, 바꾸어 놓고 생각을 하면 한창 성장할 나이의 시기에 이 핵산을 공급한다면 어떻게 될까?-두말할 필요

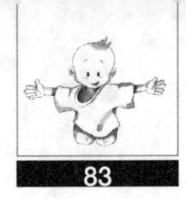

없이 키는 잘 자라게 될 것이다.

　21세기에 들어와 우리 나라도 선진국에 발돋움하고 있어서 영양도 그리 뒤떨어지지는 않는다고 한다. 그러나 문제는 아이들의 식탁이 바른 영양과 편식이 문제가 될 수가 있다. 이런 영양 안에는 "핵산"이 얼마나 들어 있는가 없는가 하는 문제가 있다. 물론 가정 사정에 따라 식탁 위에 신선한 푸른 생선을 올리는 가정도 많겠으나 그렇지 못하는 가정도 적지 않다. 생선 중에서도 고등어, 혹은 연어, 정어리 같은 푸른빛 나는 생선에 유난히 핵산이 많이 들어 있다. 적어도 성장기에 있어서 키에 관심이 조금이라도 있는 주부라면 어린아이에게 1주일에 적어도 두 세 차례는 이 생선을 먹이는 것이 좋다. 물론 고등어 통조림도 있고 정어리 통조림도 있기는 하다. 그러나 영양적 가치를 따지면 통조림로 된 이 핵산은 뒤떨어지게 마련이다. 그러므로 싱싱한 생선 그대로 구운 고기에는 비할 바 되지 않을 것이다.

　그러나 핵산이 노화 방지나 피부 생성 작용에 좋다고 하여 지나치게 많이 먹이는 것도 좋지가 않다. 우리는 항상 무엇이 좋다라고 하면 그 한 가지를 과량 투여하는 습관이 있다. 핵산만 충분하고 다른 영양은 부실하다면 이 또한 어떻게 될 것인가?~ 이는 양의학에만 적용되는 것이 아니라 한방의학에 있어서도 중용(中庸)요법이라 하여 체질에 있어서도 중도 요법을 택하는 것이 기본 철칙이다. 가령 지나치게 실(實)한 체질에는 사(瀉: 뺀다는 뜻)하는 치료약을 사용하고 허(虛)한 상태에서는 보태보(補)는 약을 사용하는 것이 기본 원리이다. 즉 질병은 어느 한 쪽이 치우침으로 생겨나는 것이 질병이므로 적절하게 평행되는 수준에 임하도록 해야만 건강이 유지되는 것이다. 영양에 있어서도 여기서는 예외가 아니다. 영양이 우리 몸에 알맞게 고루

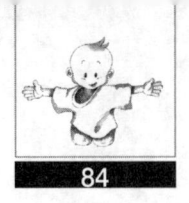

유지되어야만 좋은 것이지 편식 공급으로 어느 한쪽이 모자라면 질병이 생기는 것이다. 핵산도 이와 같다고 할 수 있다. 이 말은 뼈가 되는 칼슘을 많이 필요로 한 것이 아니라 살갗에 활기를 주고 영양이 되는 핵산도 함께 공급함으로써 성장에 도움이 된다. 필자는 여기서 핵산 공급을 위해서는 푸른 생선을 반드시 먹어야만 한다고 강조하고 싶다. 핵산는 노쇠를 방어하는 동시에 성장 촉진을 하기 때문이다. 키 크기를 바라고자 원한다면 각종 영양식 중에 핵산이 들어 있는 푸른 생선을 반드시 빠뜨리지 말고 적절하게 공급하는 것이 가장 중요하다.

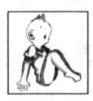 **우유나 과일 주스도 키 크는 데 필요하다.**

한 때 아이들이 우유를 마시면 건강해진다고 우유를 많이 마신 일이 있었다. 이것은 사실이다. 우유 자체에는 알칼리성이므로 산성으로 기우는 것을 막는다는 것은 누구나 잘 알 것이다. 또한 우유를 마실 때 우유 속에 들어 있는 탈지유를 마시면 더더욱 좋다. 우유에 지방을 제거한 탈지유를 마시는 이유는 살이 찌지 않기 때문이다. 비만과 키가 크는 것과는 다르기 때문이다. 우리는 보통 우유를 두 컵 마시면 200칼로리를 넘지만 탈지유라면 칼로리는 그 절반 밖에 안된다. 그러나 영양가는 별 차이가 없다. 보통 우유를 많이 마셔 배가 불러 가장 중요한 핵산 식품을 먹지 안으면 어리석은 일이다. 우유 자체에는 핵산이 포함되어 있지 않기 때문이다. 그러므로 우유와 함께 핵산을 공급할 수가 있다면 그 이상 바랄 것이 없다.

또한 비타민에 관한 것인데 과일 주스는 우유와 마찬가지로 알칼리성이기 때문에 오줌이 산성으로 되는 것을 막아준다. 동

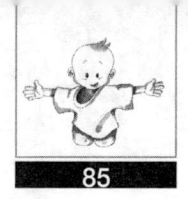

시에 과일이나 야채에 포함되어 있는 각종 비타민이 식상(食床)에 얻는 야채의 효과를 더 높여준다. 또한 주스로 만들면 컵 하나의 분량이어도 크기로 말하자면 양배추의 절반되는 양이기 때문에 생으로 먹는 것보다는 주스로 만들어 먹으면 영양을 많이 얻을 수가 있다. 그러나 되도록 시판되는 주스는 피하는 것이 좋다. 주스는 시간이 자나면 산화되어 비타민류가 파괴된다. 그러므로 직접 분쇄기 등을 이용해서 짜마시는 것이 영양가가 높고 이상적이라고 할 수 있다. 이렇게 해서 마시면 비타민류는 거의 빠짐 없이 마실 수가 있기 때문이다. 그리고 아무리 늦어도 분쇄기로 만든 것을 하루 이내에 마시도록 해야만 한다. 오래되면 역시 파괴가 되기 때문이다. 성장기에 우유와 함께 사과, 귤, 복숭아, 바나나, 딸기, 파인애플, 포도, 레몬과 같은 과일과 야채류라면 양배추, 인삼 샐러리, 토마토, 아스파라거스, 무, 양상추, 파셀리 등과 같은 것을 함께 섞어 마시면 좋다. 고 핵산과 비타민을 같이 공급하게 되면 크게 효과를 얻을 수가 있다. 그래서 성장기 아이에 있어서는 매일 두 컵의 우유와 한잔의 야채 주스를 마시면 키가 크는데 있어서도 훨씬 도움이 될 수가 있을 것이다.

 척추에 이상이 있으면 키는 자라지 않는다.

모든 척추동물은 몸의 중심을 이루는 척추골(脊椎骨)이라는 기둥이 있다. 사람의 척추는 일반적으로 보통 33개의 척추골로 이루어져 있다. 척추의 건강이 인체건강의 핵심이라고 할 수가 있다. 앞에서도 잠시 설명한 바와 같이 청소년들이 의자에 앉은 자세에 따라 척추가 굽어져 질병이나 키가 잘 자라지

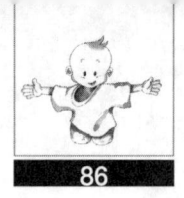

않는다고 설명한바가 있다. 교실에서 책상 앞에 앉는 자세, 컴퓨터 앞에 장시간 앉아 있는 자세, 혹은 걸음걸이가 바르지 못하면 모두 키가 잘 자라지 않게 된다. 그 이유는 척추가 바르지 못하기 때문이다. 그래서 척추의 건강은 곧 인체의 건강이라고 한다. 이것은 뇌에서 명령하는 호르몬의 분비 지시가 하달될 때 척추를 통해 각 뼈대에 전달되는 데 다리도 이 척추를 통해 전달된다. 이러한 척추가 정상이 아니고 올바르지 못하면 자연 인체의 하부라 할 아래쪽 다리까지 전달 사항은 자연 지연되기 마련이다. 그래서 청소년들에게 척만(脊彎: 척추가 휘어져 있다는 말) 증세가 있으면 온갖 질병은 물론 몸이 피곤 해지기 마련이다. 이 때문에 장애를 입게 되는 것은 당연한 이치며, 또 하나 근래 연구된 발표에 의하면 잠자리의 자세도 유난히 문제된다고 독일의 의학잡지 "m"호는 2000년 6월호에서 공표된 바가 있다.

　과거 우리 주거 문화는 잠자리를 딱딱한 온돌방에서 천장을 올려다보고 반듯하게 누워 잤다. 이것은 정상이다. 그런데 근래 와서는 서양식 문화생활에 힘입어 침대에서 자게 되는데 반듯하게 눕는 자세가 아니라 푹신한 쿠숀 때문에 자연 옆으로 눕게 되어 있다. 처음은 대부분 곧바로 누워서 잠들게 되지만 자다보면 어느새 옆으로 누어 있게 되어 있다. 이러한 취침 습관의 자세는 키 생성에 상당한 영향을 준다고 말하고 있다. 옆으로 눕는 모서리 자세는 척추의 신경을 압박하기 때문이라는 것이다. 또 하나 흥미로운 얘기는 옛날 어린아이들은 베게를 사용하여 반듯하게 누워 잠을 자게 하고 키우는 일이 많았다. 그래서 자란 아이들의 뒤통수를 보면 평평짐하게 넓은 아이들이 적잖이 많이 있었다. 이런 아이는 뒷날 성장하면 두뇌도 좋으려니와 키도 많이 성장하여 크게 자랐다. 그런데 현대 와서

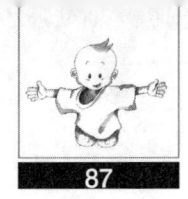

　서구 아이들의 생활 습관을 쫓아 대부분 침대에 눕히거나 아니면 자세를 모로 눕히게 되어 뒤통수를 보면 튀어나와 일명 "짱구머리"가 되었다.
　얼마 전 월드컵 때 서양의 선수들이 머리를 빡빡 깎은 모습이 많이 눈에 띄었다. 이런 선수들의 머리가 유난히 뒤통수가 튀어 나와 있는 것을 볼 수가 있었다. 이는 바로 재우지 못해 옆으로 뉘였기 때문에 뒷짱구가 된 것이다. 여하거나 척추에 손상을 갖게 하는 모로 눕는 자세는 키 성장과도 무관지 않다는 사실은 한번쯤 생각해 볼 필요가 있다는 생각이 든다.
　그러므로 취침에 있어서 척추에 무리가 가지 않는 반듯이 바로 잠자리를 해야만 한다고 하는 사실이 중요하다. 이 버릇을 고쳐야만 할 것이다. 척추에 무리가 간다라고 하는 것은 무엇보다 피로가 과중된다고 하는 것을 말할 수 있다. 피로가 과중된다고 하는 것은 여지없이 성장 촉진에 저해가 되는 것은 당연한 사실인 것이다. 이 때문에 걸음걸이의 자세, 책상 앞이나 컴퓨터 앞에서 장시간이나 앉아 있는 자세, 그리고 잠자리의 자세 등은 모두 잘못되어 있다면 속히 고쳐지지 않으면 키 성장에 장애 요인이 된다. 이러한 교정 방법으로는 운동으로서도 쉽게 교정할 수가 있다.

　첫째-정좌하는 명상요법
　둘째-평상요법
　셋째-경침요법

　원래 사람은 지구상에 처음 태어났을 때는 "수서동물"이었다고 한다. 수서동물이란 물속에서 살았다고 하는 뜻이다. 이것은 사람뿐만 아니라 모든 동물이 물에 배양되었다. 즉, 우리 인간은 어머니의 뱃속인 자궁의 양수속에서 배양되고 자랐다. 이

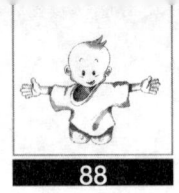

것이 수서동물의 근원인 것이다. 이 때문에 구형생활을 쉽게 하게 되는데 이런 구형생활은 세상에 태어나면서 바로 서서 걷게 되어 있으므로 허리를 펴야만 하는 것이 당연한 이치다. 성장은 구형이 되면 자라는 속도가 느려진다. 그래서 침대에 있어도 쉬이 구형(모로 구부려 눕는 자세)을 버리지 못하게 되어 있다. 그러나 성장을 왕성하게 하자면 꼿꼿해야만 한다. 척추가 올바르게 서야만 한다는 뜻이다. 그래서 척추의 교정운동을 위해서는 반드시 침상자리를 반듯하게 해야만 한다. 또 앉은 자세나 걸음거리는 만곡형이나 다리가 벌어지도록 걸어서는 안 된다. 아무튼 성장 촉진에 있어서 척추를 올바르게 하는 것은 키가 크는데 장애가 되지 않는다. 그러므로 딱딱한 자리에서 양팔로 머리깍지를 하여 누어서 물 헤엄을 치듯 다리를 굽혔다 박찼다 하는 운동을 하는 것이 좋다. 척추가 올바르게 서야 하는 것은 키와 관련이 있기 때문이다.

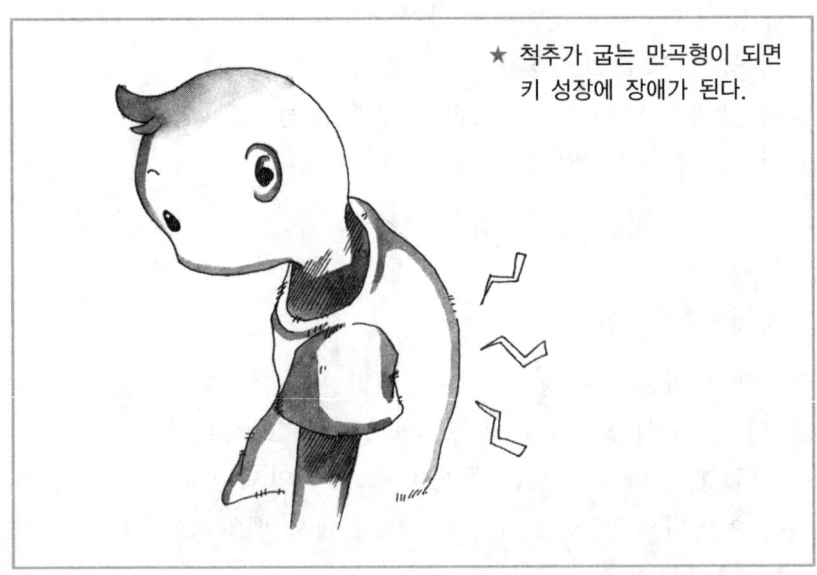

★ 척추가 굽는 만곡형이 되면 키 성장에 장애가 된다.

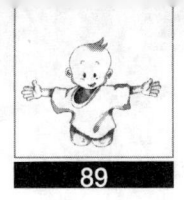

사춘기와 호르몬 그리고 성숙기

　사춘기라고 하는 말은 누구나 들어서 잘 알고 있을 것이다. 또 우리는 사춘기를 알게 모르게 겪으면서 거쳐왔다. 필자가 잘 아는 K사장의 아들은 2녀 1남 중 막내인 아들인데 올해 고등학교 1학년생이다. 초등학교 시절부터 지켜본 나로서는 이 K군이 자녀중 신체가 제일 크다고 하는 데에 있어서 놀랐다. 위로 두 자매는 현재 다 대학에 다니고 있으나 보통 체격인 것에 비하여 외아들인 김군은 어려서부터 유난히 성숙된 체격의 아이임을 볼 수가 있었다. 내가 김군을 처음 본 것은 초등하교 5~6학년 때라고 알고 있는데 그 때 고등학교 졸업반이거나 아니면 대학생쯤을 오인할 정도로 신체가 크고 우람하여 놀랐다. 양친 부모님도 다 보통 체격인데 유독 김군만이 큰 것에 필경 윗조상 중 어느 분이 기골과 신체가 장대했던 것이 아닌가하는 생각을 하고 있었다. 이런 K가 이제 겨우 고등학교에 입학한 학생에 불과한데 목소리는 우람하고 어른의 목소리와 조금도 다를 바가 없었다. 물론 코밑의 수염도 아직은 소틀에 불과 하지만 검수레한 색깔이 아무래도 어른 털과 조금도 다를 것이 없다. 학년에서 무게로 치더라도 가장 많이 나간다라고 하니

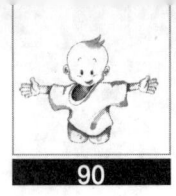

놀라운 일이 아닐 수가 없다. 이 아이의 어머니는 만날 때마다 사춘기인지 몸이 떡 벌어지고 목소리가 어른 목소리인 것에 놀란다고 하였다. 음모가 나고 음성이 변하는 등 이런 신체적 변화를 가지고 사춘기라고 하는데 신체만이 아니라 생각도 때로는 이성에 대한 그리움과 같은 형상이 생겨나는 것이니 이럴 때를 우리는 사춘기라고 하게 된다. 즉, 사춘기는 육체적으로나 사고적으로 변화가 오는 시기를 우리는 사춘기라고 하게 된다. 이런 것은 우리도 모두 알게 모르게 겪어왔다고 할 수가 있다. 이에 비해 여성도 신체적으로나 사고적으로도 변화가 온다. 여성들의 신체적 변화는 여자의 앞가슴인 젖무덤이 부풀어 오르는 것은 물론 젖꼭지 역시 약간 황갈색을 띠게 된다. 그리고 초경이 시작이 된다. 이런 것은 육체적으로나 정신적으로 사춘기(思春期)에 들어섰라라고 할 수가 있다. 이러한 사춘기가 사람에 따라 다르다라고 하는 것은 육체적 정신적 변화에 따라 빠르거나 늦게 오는 것이 일쑤이다. 이런 차이점은 대부분 유전성(遺傳性)에 그 원인을 두게 된다. 예를 들면, 여자의 경우 어머니와 딸이 초경 시기가 같다라고 하는 것은 유전이 있기 때문이다라고 할 수가 있다. 이것 하나만 보아도 유전성이라고 하는 것은 무시할 수가 없게 된다. 우리 속담에도 "씨 도둑은 못한다"라는 말도 있거니와 조상이나 부모가 전해주는 그 인자(因子)는 속일수가 없다라고 하는 결과가 된다.

    남자의 경우는 예전에는 13~15세, 여성의 경우는 12~14세 경을 신체적으로나 육체적으로 변화가 온다고 하여 이때를 사춘기라고 하는 이도 있다. 그러나 오늘날은 옛날과 달리 영양적(榮養的)으로 훨씬 잘 먹어서 위에서 말한 K군처럼 사춘기가 훨씬 빨리 도래한다라고 할 수가 있다. 근래와서는 이 사춘기의 나이가 훨씬 낮아져 만 9세에서 10세를 넘으면 나타난다고

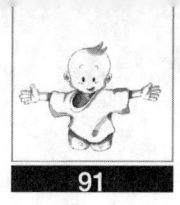

하는 학설도 있다. 아무튼 기준은 있으나 영양이나 환경 혹은 운동하는 신체에 따라 많이 다르다라고 할 수가 있다.

개업을 하다보면 여러 가지 말못할 일들을 볼 수가 있게 되는데 벌써 20여년 전 쯤의 일이다. 원주의 모 병원에서였다. 환자의 나이는 아무리 보아도 15세정도로 보이는 소녀였다. 원주시에서도 40여리 떨어진 외각에 살고 있고, 어머니는 몇해 전에 가출하고 할머니와 함께 살고 있는 가정이었는데, 이 소녀가 갑자기 배가 아프다고 하여 밤새 할머니가 병간호를 하였으나 별 효험이 없어서 병원에 찾아왔노라고 하면서 진찰을 의뢰해온 것이다. 침대에 누이고 환자를 살펴보았더니 임신으로서 분만 직전이었다. 그래서 밤새 배를 아파한 것이다. 이런 줄도 모르는 할머니는 손녀가 배가 아프다고 호소를 해서 가까운 약국에 가 약을 사다 먹여보았으나 점점 배가 아프다고만 하는 바람에 놀라 소녀를 손수레에 싣고 그 먼길로 병원을 찾아온 것이었다. 우선 입원조치를 시키고 할머니가 놀라실까봐 사정 이야기를 물었더니 까맣게 모르고 있었다. 이 소녀가 나이는 열 다섯에 불과하였으나 피부가 곱고 신체가 나이보다 훨씬 성숙해 있어서 임신을 하고도 남음이 있었다. 이런 것을 알 턱이 없었던 할머니는 아기를 낳게 되었노라고 실토를 하자 깜작 놀라 그럴리 없다고 몇 번이고 부정을 하기에 단둘이 조용하게 이야기를 해보라고 자리를 피해 주었더니 비로소 소녀가 실토하더란 이야기를 하였다고 했다. 이것은 두말할 것 없이 옛날에 비해 영양상태와 육체 상태가 훨씬 빨리 사춘기에 도래했기 때문인 것이다. 사실 소녀의 임신 출산이야기를 한 것은 이 시기는 사춘기로 키가 가장 많이 크는 시기라는 것을 설명하기 위해서였다. 이때 사춘기가 시작되면서 성호르몬도 왕성하여 임신을 하게 되지만 뇌하수체(腦下垂體)로부터 성장호르몬 역

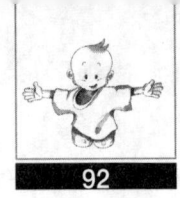

시 가장 분비가 왕성하게 나타나 키도 무럭무럭 자라게 된다. 사춘기에 키가 가장 많이 자란다라고 하는 것도 이런 이유 때문인 것이다. 이런 변화를 가져오는 원인은 각종 호르몬 때문이라고 할 수가 있다. 이때는 몸과 마음을 한결같이 소중히 여기고 건강에 각별하게 유의해야만 할 것이다.

사춘기의 변화는 남녀 어떻게 달라지고 있는 것일까?

남녀 공통 변화	남자	여자
내분비적 변화	발모, 수염, 음모	젖무덤의 발달, 초경
신체적 성장 변화	목소리가 달라진다(굵어짐)	발모, 음모
이성에 대한 욕구	근육발달	피하지방의 축적
신체적 자율추구	몽정(자면서 사정)	엉덩이가 커지거나 젖꼭지가
논리적 사고력 향상	자위행위	변색함. 신체의 윤곽이 변함

 ### 사춘기에 변화되는 키

남자

　남성에 대한 변화는 뚜렷하게 나타나지는 않지만 겨드랑이 털, 코밑수염과 구레나룻, 음모들이 점진적으로 나타나기 마련이다. 이와 더불어 신체적 근육이 늘어나는 것은 물론 성기 주변에는 음모가 돋아나게 된다. 겨드랑이 아래에도 털이 나게 된다. 이것을 느끼는 중반에 다다르면 보통 키도 급성장기에 이르게 된다. 그러므로 음모나 겨드랑이 털이 많이 났다라고 하는 것은 어느 정도 성장기에 다다랐다고 느낄 수가 있다. 그러나 다른 신체적 변화들과 마찬가지로 정확한 성장 지표를 느끼지는 못할 수도 있다. 그러므로 이 사춘기는 발모 뿐만 아니

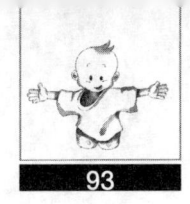

라 다른 신체적 변화들을 모두 고려해야만 판단할 수가 있다.

여성

여자는 사춘기 동안에 초경(멘스)을 시작하게 된다. 초경이 빠른 여자 아이는 초등학교 4학년 정도만 되어도 시작되는 반면 늦은 아이는 고등학교에 올라가야만 하는 아이도 있기 마련이다. 이렇게 신체적 조건에 따라 차이가 있다고 한다. 그러므로 평균 연령은 아무래도 12~15세 안팎이라고 할 수가 있다. 그런데 초경은 신체위 발육상태와 관련이 있어서 키 147cm, 몸무게는 아무래도 41kg 되어야 비로소 시작이 가능하다고 보고 있다. 이 초경은 난소(卵巢)에서 여성호르몬이 분비되면서 일어나는 현상으로 사춘기에 나타나는 여러 가지 변화 중에서 가장 중요하다고 할 수 있다.

15살 전후에 이로면 대부분 약90% 정도면 여성은 초경을 경험하게 된다. 이때가 훨씬 지나서도 초경이 보이지 아니하면 전문의와 1차 상의할 필요가 있을 것이다. 또 조사에 의하면 초경을 경험한 달은 8월과 12월이라고 하고 있으니 이는 학생들이 방학과 관련이 있는 것이 아닌가 하는 생각이 된다. 이 월경은 긴장보다도 편안한 휴식시기에 나오는 확률이 많기 때문이다. 즉 여성의 몸은 정신적으로 예민하여 여기에 관련이 많은 것이 아닌가 하는 생각으로 느껴진다. 그러니 초경은 키와 관련이 깊다고도 할 수가 있다. 그래서 여성이 긴장되었을 때는 이 멘스가 신체적 영향으로 늦어지는 수가 있다. 초경 이후 약 3년간은 키 성장이 가장 활발한 때라고 할 수가 있다. 이 시기가 지나게 되면 대부분 성인의 키에 도달하게 되는데 이 기간 동안은 통계에 의하면 보통 7~8cm 정도 성장한다. 물론 개인의 차이에 따라 약간씩은 다를 수가 있다고 할 수가 있을 것

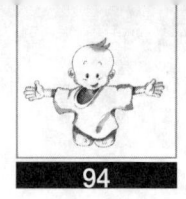

이다. 그러므로 어른이 되어 큰 키를 가지려면 초경 전후에 충분하게 키가 자라야 한다고 본다.

급성장 시기도 대부분 초경 전후에 이루어진다. 만일 여기서 주의를 해야 할 일은 사춘기의 시작 징후가(예를 들면, 가슴이 조금씩 커지는 느낌을 받을 때) 있는데 다른 친구에 비해서 키가 자라지 않거나 그대로 있다라고 한다고 하면 그 원인을 찾아 시정할 필요가 있을 것이다. 이는 전문의에게 문의하는 것이 좋다. 이는 비정상적이거나 건강상 다른 문제가 있기 때문일 것이다.

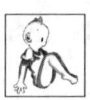 **발모(髮毛)는 사춘기의 변화를 암시해 주는 조건이 된다.**

여성에 있어서 사춘기라고 한다면 그 신호가 두드러져서 가슴이 커져 젖무덤이 불러오고 초경을 경험하게 되어 그 신호로 의식할 수가 있다. 하지만 남성의 경우는 다소 모호하다고 할 수가 있다. 겨드랑이 아니면 음모 등이 자연스럽게 돋아나기 시작하거나 아니면 목소리의 변성이 있기가 일쑤인 것이다. 이와 더불어 신체에 있어서는 근육이 늘어나게 된다. 위에서 말한 남성의 음모는 주로 사춘기 초반에 나고 겨드랑이 털은 후반기에 나타나는 수가 많다. 그리고 사춘기의 중반부에 이르면 신체나 키도 급성장하게 된다. 그러므로 음모 아닌 겨드랑이 털이 많이 났다라고 하는 것은 어느 정도 성장기 후반에 다달았음을 암시한다. 그러나 역시 다른 신체적 변화들과 마찬가지로 이것을 토대로 정확한 성장에 대한 지표는 되지 아니 한다라고 설명할 수가 있겠다. 사춘기는 남녀를 불문하고 발모(髮

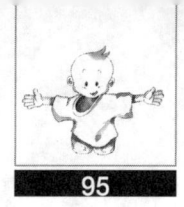

毛) 뿐만 아니라 가슴발달, 초경 등등 모든 것을 고려하여 급성 장기인지 아닌지를 알아야만 할 필요가 있다. 왜냐하면 급성장기라는 것이 키와 관련이 가장 밀접해 있기 때문이다. 그러므로 키를 크게 하기 위해서는 이 사춘기를 예의 주시해서 살펴야 한다.

 사춘기는 체중증(體重症)으로 변화성을 뚜렷하게 실감할 수가 있다.

일반적으로 식욕이 당기고 체중이 증가한다고 해서 사춘기라고 할 수는 없다. 다만 그러기에 사춘기인지 아닌지를 예의 주시 할 필요가 있다. 다만 성장기 건강에 이상이 없으며 밥을 먹고도 먹고 싶고 또 먹어도 먹고 싶어 배가 고프다고 한다면 이것은 체중이 증가하기 위해서 구미력이 생기는 것이다. 이것은 사춘기에 호르몬의 분비에 의해서 신체의 윤곽에 변화가 생기기 시작을 했기 때문이다. 이러한 체중 증가는 다시 말해, 사춘기에 다다랐다라고 하는 것을 의미한다. 또한 이렇게 식욕이 생기는 것은 체중이 증가하기 위한 전초라고 해도 틀림없는 일이다. 앞에서도 설명한바가 있기도 하지만 옛 어른들은 아이들(사춘기)이 무엇이든 자꾸 먹고 싶어하면 "많이 먹어라 크느라고 그렇다"라고 하는 말도 그런 의미에서이다. 체중이 증가한다고 하는 것은 호르몬의 분비가 강하다라는 의미도 된다. 이렇게 되면 여성의 경우는 엉덩이나 허벅지 부분에 피하지방(皮下脂肪)이 축적되기 위해서 체중이 증가되는 것이다. 이와는 반대로 남성의 경우는 가슴이나 배 부분에 살이 오르게 된다. 여자인 경우에는 심하게 되면 엉덩이나 허벅지가 보기 싫게 크

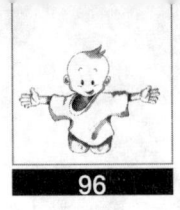

고 굵어지기도 하고 남자의 경우에는 여자의 가슴처럼 튼 살이 되어서 부끄러워하는 경우도 있다. 이것은 모두 호르몬 분비의 원인 때문이라고 할 수가 있겠다. 이런 것을 미루어보면 사춘기 기간에는 성인체중의 절반으로 늘어난다라고 하고 있다. 그렇기 때문에 이렇게 별다른 이상없이 갑자기 식욕이 늘어나고 체중이 증가하는 것은 사춘기에 들어섰다라는 결론에 다다르게 된다. 보통 남자의 경우는 급성장 시기와 체중 증가의 시기가 일치를 하게 되지만, 반대로 여자의 경우는 급성장이 먼저 온 다음 체중이 증가하기도 한다. 그러므로 단순하게 식욕이 증가한다라고 해서 반드시 키가 큰다라는 보장은 없다. 그러므로 언제나 표준 체중을 고려하는 것이 좋다고 할 수 있다.

 다리의 통증을 호소하는 것은 사춘기의 변화를 의미하게 된다.

성장통하면 바로 알아듣기가 어려운 말이 될 것이다. 그러나 3~12살 이내의 어린아이들이 가끔 다리가 아프다고 호소하는 경우가 있다. 이는 양쪽무릎이나 다리에 나타나는 통증 때문이다. 이 시기의 어린이 중 약 10~20% 정도가 이런 경험을 같게 된다. 이는 대부분 골단연골에 호르몬이 생성 주입되기 때문이다. 통증은 대략 30분 내지 1시간 가량 간다.

이렇게 생기는 성장 통은 대부분 모르고 지나치게 되기도 하지만 때로는 통증을 호소하는 아이들이었다. 대부분의 성장통이 일시적 아픔을 동반하기 때문에 이를 모르고 지나치는 수가 대부분이다. 증세로는 갑자기 아프다고 했다가도 밤에 잠을 자고 나면 씻은 듯이 없어지는 경우가 대부분이다. 그래서 어른

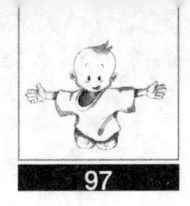

들은 이런 것을 가지고 "성장통"이라고 이름지어 붙이게 되었다. 하지만 꼭 성장통만은 아닐 수도 있으므로 예의 주시하여 관찰할 필요가 있다. 만약 그렇지 않다라고 느껴진다라고 하면 즉시 전문의에게 찾아가 진찰을 해보는 것이 좋을 것이다. 다른 질환도 있을 수가 있기 때문이다. 그러나 외상에 아무 상처가 없고 일시적이라면 이는 대부분 성장통이다. 성장통인지 아닌지를 관찰하는 것은 다음을 보면 알 수가 있다.

〈 성장통의 분별 〉

A. **낮에만 아프다고 칭얼거리고 호소할 때**-성장통은 주로 조용한 밤에만 통증을 호소하기 일수다.
B. **미열이 수반될 때**-성장통은 열은 나지 않는다, 열이 있다는 것은 다른 병을 의미한다.
C. **어떤 특정 부위(部位)만을 계속 아프다라고 호소할 때**-성장통은 일정한 자리만 통증이 오는 것이 아니라 여기 저기 아프다라고 호소하게 된다.
D. **주물러서 아프다고 호소할 때**-성장통은 다리를 주물러 주면 쉽게 시원하다고 한다.
E. **밤에 아파서 자주 잠을 깰 때**-성장통은 아파서 잠을 깨는 경우는 거의 없다라고 할 수가 있다.
F. **관절이 붓거나 아니면 움직이지 못할 때**-성장통은 붓거나 못 움직이는 일이 거의 없다.

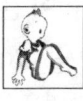 표준(標準) 성장 과정을 알아둘 필요가 있다.

그렇다면 사람은 언제 어느 때 얼마를 성장해야만 표준 성장

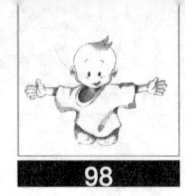

이라고 할 수가 있을까? 성장이란 두말할 여지 없이 키와 체중 이 두 가지를 모두 말하게 되는데, 이것은 유전, 영양, 호르몬, 운동 생활 환경 등 여러 가지 원인이 미치게 된다. 그래서 예전 에는 초등학교나 중·고등학교 시절에 매년 1~2차례 신체검사 를 받았는데 이는 건강 사항을 체크하기 위해서였다. 그것은 자라나는 어린이나 청소년은 연령에 따라서 성장이 달라지기 때문에 매년 성장 속도를 측정하며, 또 같은 또래의 아이들과 비교하는 평균 성장 과정을 평균내기 위해서이다. 이러한 신체 검사는 국민의 건강표준을 알 수가 있기 때문일 것이다. 그뿐 만 아니라 개인에게 있어서도 같은 또래와 키가 얼마를 더 자 라고 있는가를 알 수가 있다. 그래서 나 자신이 정상인지 아닌 지를 판단하는 기준은 매년 자라고 있는 키의 속도를 알아두는 것이 내가 크는가 아니면 크지 않는가를 알 수가 있으니 반드 시 알아둘 필요가 있다.

아래의 표는 평균적 키의 성장속도이다.

태어나서~1살	25cm
1~2살 사이	12~13cm
2~사춘기 이전	5cm
사춘기~14, 15세까지	7~12cm

이상의 통계숫자로 보아서도 사춘기에 접어들면서 급성장을 이루다가 청년기에 접어들어 서서히 속도가 줄어들어서 성장이 멈추게 된다. 이때 중요하다고 할 수 있는 것은 사춘기 이전의 속도이다. 연간 5cm라면 정상이라고 한다. 그러나 만일 4cm 이하로 이렇게 성장이 부족되는 것은 질병이나 아니면 영양 상 태, 혹은 아이의 고민, 혹은 운동 부족 등등의 원인이 있기 마

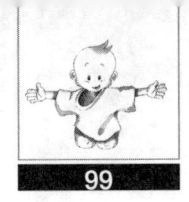

련이다. 이것을 전문의는 찾아내는 것이 가장 중요한 의무라고 할 수가 있다. 사춘기가 시작하는 나이는 우리 나라의 경우는

남자	여자
만 12,17세(10~15세)	만 11세
사춘기 기간~3.3년	사춘기 기간~5년

앞의 통계 자료를 보면 남자는 여자보다 늦게 시작하여 빠른 기간 동안 성숙함을 보여준다. 이 기간 동안 대부분 키는 급성장을 한 다음 점차 그 속도가 줄어서 성인 키가 확정되는 것이다. 그러나 키란 성장 시기가 있다는 사실은 분명하다. 성장시기란 연령도 연령이지만 성장판(골다연골)이 열려있어서 가장 활발하게 움직여 주고 있는 때를 의미한다고 할 수가 있다. 활발하다고 하는 것은 성장호르몬이 계속 유입되어 골간을 성장시키게 되는 것이다. 그러나 사춘기를 지나 어른이 되면 키는 더 이상 자라지 않게 되고 고정 상태에 임하게 되는 것이다. 즉, 이 기간 동안 팔다리의 길이가 몸보다 더 자라게 되어서 상체와 하체의 비율은 대부분 1:1 수준이라고 할 수가 있다. 그리고 또한 손발이 먼저 자라게 된다. 그런 것은 우리가 흔하게 접하는 상황으로, 어린아이들의 신발 사이즈가 달라지고 커진다라는 것을 보고 알 수가 있는 것이다. 그것은 곧 아이가 잘 자라고 있다는 것을 알 수가 있을 것이다.

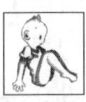 **성장에는 두 종류가 있다.**

쉽게 말하면 조기 성장과 성장지연이다. 조기 성장의 경우는

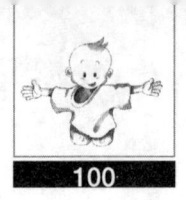

　대부분 앞에서 설명한 영양 호르몬 환경 운동 등이 갖추어져 건강하고 정상적인 성장이 있을 때 키는 자라게 된다. 이와는 반대로 성장 지연은 사춘기의 시작 시기가 늦어지거나 이상의 상태가 좋지 않을 때는 성장이 늦어지기도 하는 것이다. 그러나 이러한 경우가 조기 성장의 아이는 성인이 되어서는 별로 크지 않는가 하면 이와는 반대로 늦게 여건이 좋아 키가 크는 수가 있다.

　예를 들면, 초등학교 저학년 때 키가 아주 컸던 친구가 성인이 되어서는 별로 크지 않는 경우가 있는가 하면 반대로 초등학교 시절에는 자라지 않다가 사춘기에 들어서는 의외로 쑥쑥 크는 아이가 있다. 이것은 사춘기에 이르러 호르몬이 분비되면서 급성장을 나타내는 경우이다. 이것은 초등학교 저학년인 때는 매년 5cm 정도 자라다가 사춘기에 급속히 몰라보게 크는 것이다. 하지만 성장호르몬은 급성장을 나타내는 동시에 성장판(골다연골)도 일찍 닫히기 때문에 키가 멈추게 된다. 이런 경우는 특히 2차성장이 친구들에 비해서 빨리 나타나는 경우가 있다. 그러므로 너무 성장이 급속도로 이루어지는 것도 좋지 않고 이와는 반대로 어려서 너무 빨리 크고 사춘기에 들어 성장이 늦는다면 이런 것은 좋지가 않다. 한 마디로 말해서 앞에 표와 같이 순조롭게 성장하는 것이 가장 적당하다고 할 수가 있다.

　사춘기가 되면 남자들은 겨드랑이에 털이 나며 음모가 생기고 목소리가 굵어지면서 밤에 때로는 몽정을 경험하기도 한다. 여자는 초경을 치르게 되며 가슴이 부풀어 오르게 된다. 또한 조기 성장인 경우에는 사춘기를 늦추는 치료 방법도 있다. 이럴 때는 조기 성장으로 잃어버린 키를 되찾는 시도가 필요하다고 할 수가 있을 것이다.

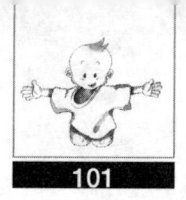

성장 지연은 뼈나 살갗도 실제 나이보다도 2~4년 정도가 늦게 생겨나고 사춘기의 시작도 늦어지게 된다. 하지만 나중에 급성장할 때는 처음에 키가 작더라도 최종 키는 정상적으로 크기 마련이다. 이런 경우는 유전성이 많은데 이는 그 조상이나 부모중 사춘기 지연이 있었던 것이 대부분이다. 남자의 경우는 외모가 흡사 어린이 같이 보이는 반면에 여자의 경우는 초경도 늦어지게 되는 것이다. 하지만 때로는 자신도 모르는 사이에 사춘기가 지나갈 수가 있으므로 키가 유달리 자라지 않는다고 한다면 전문가를 찾아가 정확히 성장판이나 뼈 나이를 측정해 보는 것이 좋을 것이다.

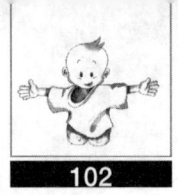

생활습관을 잘 이용하면 키는 쑥쑥 자란다.

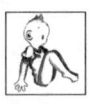 **의자에 앉아 있는 자세가 소중하다.**

어려서부터 앉는 자세가 중요하다는 것을 앞에서 설명하였다. 어려서부터 아이들은 대부분 공부하는 시간이 많으므로 책

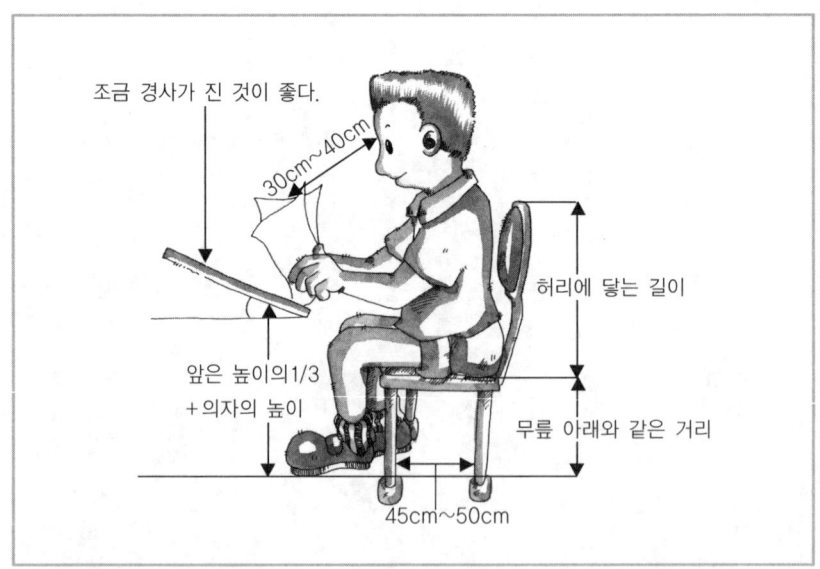

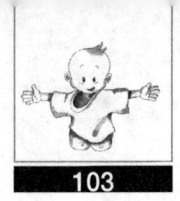

상 앞에 앉게 된다. 학교 책상과 의자는 일정한 높이로 일률적으로 만들어져 있어서 키가 적고 큰 것이 고려되지 않았다. 그래서 때로는 불편한 경우가 많다. 내 몸에 가장 알맞은 책이라면 천만 다행이라고 할 수가 있겠으나 그렇지 않고 불편하다고 하면 앉는 자세에 따라서 더욱 성장에 장애가 될 경우가 있다. 물론 건강에도 해로울 수가 있다.

일단 여기에서는 의자부터 설명하기로 하겠다.

첫 번째, 의자의 높이는 무릎 아래의 길이와 같은 것이 이상적이라고 할 수가 있다.

두 번째, 뒤꿈치가 들릴 정도로 높거나 아니면 무릎이 올라갈 정도로 낮은 의자는 결코 바람직하다고는 할 수 없다.

세 번째, 의자의 면적은 한쪽 길이가 45~50cm 정도가 괜찮다고 할 수가 있다. 그 뿐만 아니라 엉덩이가 약간 가라앉을 정도로 적당한 커브를 그릴 수 있는 것이 안정적이라고 할 수가 있겠다.

네 번째, 등받이는 견갑골(등의 어깨뼈 부근) 근처까지 오는 것이 적당하고 다소 뒤로 굽는다고 하는 의자가 좋다고 할 수가 있겠다.

다섯째, 의자의 경우는 앉았을 때 등이 꼿꼿하게 펴지고 뒤꿈치가 바닥에 닿은 상태에서 무릎 아래의 부분이 직각을 이루게 하는 의자가 가장 편안한 것으로 이상적이라고 할 수가 있다.

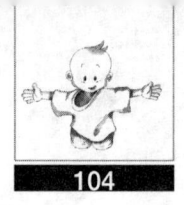

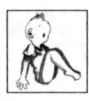 생활습관과 걸음걸이와 자세

일반적으로 걸음을 걸을 때 아무렇게나 함부로 걷는 것이 일쑤이지만 걸음걸이의 자세가 중요하다라고 하는 것은 두말할 나위 없다고 할 수가 있다. 요즘은 조깅 대신 심장이나 아니면 근육에 부담이 주로 덜가는 걷는 것이 인기가 있다. 실제로 걷는 것은 근육의 단련이라고 하는 것은 물론이거니와 심폐기능도 높여주는 전신운동이 되기 때문이다. 걸음걸이란 늘 하는 것이기 때문에 따로 시간을 투자해서 특별하게 걷는 운동을 하기보다는 일상생활에서 걷는 기회를 늘인다라고 하는 것이 가장 옳은 일이라고 할 수가 있겠다. 그렇다면 다리의 근육이나 뼈의 발육에 가장 좋은 영향을 주는 걸음걸이를 몇 가지 적어보면 아래와 같다.

A. 보폭은 각자의 다리 길이에 따라 다르지만, 젊은 사람의 경우, 7cm 정도가 가장 적당하고 걷는 속도는 1분에 120걸음이 적당하다. 즉, 1초에 두 걸음이라고 할 수가 있다.

B. 어깨와 허리를 전후좌우로 흔들지 않도록 조심하면서도 리드미컬 하게 걷는 것이 좋다.

C. 가슴은 약간 펴는 듯하게 느낌을 유지하게 하고 배를 위로 당겨서 엉덩이가 뒷쪽으로 쳐지지 않도록 한다.

D. 내딛는 다리의 무릎은 가볍게 뻗고 땅을 디딜 때는 뒤꿈치로 디디도록 한다.

E. 발끝이 진행방향으로 향하게 해서 바깥쪽으로 휘거나 안쪽으로 휘지 않고 똑바로 걷도록 한다.

F. 양쪽 다리의 간격은 5~7cm 정도가 가장 적당하다. 걷는 선이 교차하거나 지나치게 벌어지지는 말아야만 한다.

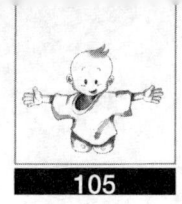

G. 머리는 전후좌우 기울이지 말고 똑바로 유지하며 눈은 앞으로 바라보아야만 한다.
H. 두 손은 자연스럽게 늘어뜨려 앞뒤로 가볍게 흔들면서 다리의 동작과 조화를 이룬다.
I. 아래 하체만을 움직이는 것이 아니라 동작의 근원이 허리에 있다는 생각으로 허리(아랫배)부터 밀고 나가는 듯한 이미지를 그린다.
J. 밝고도 상쾌한 마음으로 활기차게 몸 전체로 걷는다라는 즐거운 마음으로 걷는다.

　이렇게 올바른 걸음걸이로 걷는 것은 주위 사람에게 명랑하고도 상쾌한 밝은 느낌을 주는 것은 물론 자기자신의 기분도 적극적으로 변하게 한다. 또 사용을 하는 에너지도 적어 상당한 운동 효과를 얻을 수가 있기 때문에 키를 늘이는 데도 효과적이다.

 ## 생활의 스트레스와 성격

　사회 생활에는 스트레스가 많기 마련이다. 그렇다고 청소년들에게는 스트레스가 없는 것은 아니다. 오늘날의 현대 생활에는 청소년기에는 많은 스트레스가 따르기 마련이다. 학업의 성적은 물론 교우관계, 가족관의 관계, 외모 등 신체적인 스트레스는 말할 것도 없고, 사회적인 경리 즉, 왕따 혹은 가정파탄으로 부모와의 이별 등 여러 가지가 있을 것이다. 이렇게 받는 스트레스는 청소년들에게는 예민하게 되기 마련이다. 그러다 보니 마음을 열지를 못하고 혼자 있기를 즐기는 경우가 많아지고 있다. 이러다 보니 식사를 거부하는 것은 물론 잠을 설치는 경

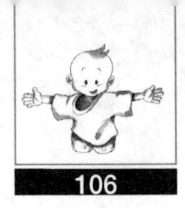

우도 많다. 이렇게 밥도 잘먹지 아니하고 잠도 잘 자지 않다 보면 자신도 모르게 저신장증(키가 적은 것)이 되기 마련이다. 이러한 원인을 가지고 의사들은 "저신장"이라고 이름 붙여 불리게 된다. 이러한 증상은 밥을 먹지 않으니 자연 영양결핍증이 될 수도 있고 이 때문에 성장 호르몬의 분비가 억제되어서 키가 자라지 않는 것을 왕왕 보게 된다. 그러니 스트레스가 얼마나 무섭다라고 하는 것을 알 수가 있을 것이다. 이때는 먼저 정서적(精緖的)으로 안정을 취하도록 해야만하고 치료해 주어야만 된다. 이렇게 안정이 되면 다시 성장 호르몬이 분비되기 시작해서 안 자랐던 키가 다시 클 수가 있다. 이는 호르몬이 다시 분비되어 키가 자라는 것이 시작되기 때문이다.

　우리의 생활 속에서도 이렇게 끊임없이 받게 되는 스트레스를 쌓아두면 키가 자랄 수 없게 된다. 다시 말해서 근심 걱정을 많이 하다보면 자연히 스트레스가 쌓이고 이 쌓인 스트레스가 청소년이라면 크는 키에 지장이 온다라는 것은 당연한 이치다. 그러므로 스트레스를 받지 않는 환경을 만들도록 최선의 노력을 해야 될 것이다. 만약 스트레스를 받고 있다면 마음에 간직하거나 갖고 있지 말고 즉시 풀도록 해야만 한다. 뿐만 아니라 고민이 되는 이 스트레스를 풀어버리도록 마음에 두어서는 안된다.

　"우리 반에서는 내 키가 제일 작아!" 혹은 "키가 큰 친구가 부러워"라고 말하는 아이가 있는가 하면 "다른 친구들이 내 키를 적다고 비웃고 있는 것은 아닌지…"라고 하는 마음에 부담을 느끼고 늘 고민하는 경우가 있다. 이런 고민은 되도록 날려버리도록 해야만 한다. 생각을 늘 떠올리거나 간직해서는 안된다고 하는 말이다. 그 뿐만 아니라 키가 작아서 "키 큰 친구가 부럽다"라고 하는 컴플렉스같은 것을 가져서는 절대 안된다.

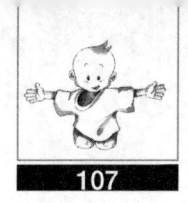

　이것은 자기 학대의 고민, 즉 스트레스이기 때문이다. 이와 같은 생각을 해서는 안되고 나도 "이렇게 하면 키가 클 것이다! 큰다!"라고 하는 확신이나 자부심을 갖도록 노력해야만 한다. 다시 말하면 자신감을 갖는 태도(態度)가 한 마디로 말해서 중요하다고 할 수가 있다. 이런 스트레스를 풀기 위해서 명상법 같은 것을 해보는 것도 도움이 될 수가 있다. 명상법이란 자기의 마음을 자기 스스로가 안정시키는 방법이라고 할 수가 있을 것이다. 절에 가면 흔히 스님들이 명상에 들어가는데 이 명상은 마음을 비운다고 하는 것이다. 모든 스트레스나 고민은 욕망에서 온다고 한다. 그러므로 욕심을 버린다라고 하는 것이 중요하다. 그 뿐만 아니라 적극적 자세(積極的 姿勢)로 나도 클 수 있다라고 하는 긍정적 생각을 해야만 한다.
　"안되면 어쩔가?"라고 하는 것을 생각해서도 안된다. "될 것이다! 키가 클 것이다!"-이것만 생각하고 믿어야만 할 것이다. 방과 후 10~20분간이라도 이런 자신감을 얻기 위해서도 명상을 해보는 것도 좋은 방법의 하나라고 할 수가 있을 것이다. 명상이란 스트레스에 관한 일체의 것을 잊어버리고 공념(空念) 경지에 이르는 것을 말한다. 다시 말해, 일체의 것을 잊어버리고 순수(純粹)한 깨끗한 백짓장과 같은 마음으로 들어가는 것이다. 그런 다음 "나도 키가 클 수 있다"라는 마음을 믿는 것이다. 잡다한 일체의 것은 다 버리고 오르지 키만 큰다라고 하는 생각을 그리는 것이다. 그러므로 무엇보다 확신이나 신념이 중요하다.
　"나에게는 스트레스 같은 것은 상관될 일이 아니다! 오로지 키 크는 생각뿐이다."라는 자기 체면과 같은 강한 의지와 믿음이 중요하다. 누구에게나 스트레스가 없을 수는 없으나 그러한 스트레스를 잊어버리는 것이 키가 자랄 수 있는 최대의 환경인

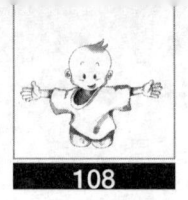

것이다. 스트레스는 결국 머리 속에 생각이 많아 생기기 때문이다. 이를 해결하는 방법은 역시 명상을 해서 마음을 깨끗이 하고 정화하는 것이다. 언뜻 생각하면 명상법은 옛 사람들이나 어른들만 하는 것이란 생각이 든다. 그렇게 마음을 비운 후 키가 큰다는 자신감만 갖게 되면 성장 호르몬이 수면 시간에 많이 이루어지게 된다. 신념이란 일종에 기적이라고 할 수가 있다. 이 명상이란 역시 성장 촉진의 힘이 된다. 그러므로 5~10분 가량 잠자리에 들기 전에 꼭 한 번 하고 자리에 들도록 한다. 화 아닌 스트레스가 쌓여 있을 때는 차분한 마음으로 돌아가기 위해서도 꼭 필요하다.

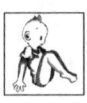 명상하는 방법은 어떻게 하는 것인가?

1. 정좌

정좌는 말 그대로 바로 앉는 것이다. 그리고 조용히 한다. 앉는 자세는 허리를 꼿꼿이 하고 가부좌를 틀어 앉는다. 그리고

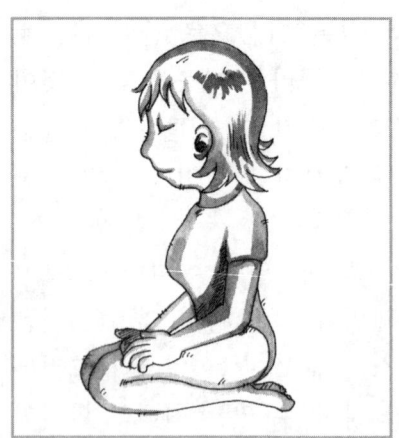

◀ 정좌법의 자세

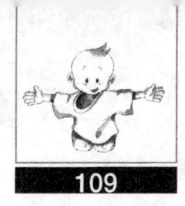

두 손을 깍지 끼고 아랫배를 휘감듯이 하고 가만히 앉는다. 또 어깨의 힘을 뺀다. 더구나 상체에 있는 힘을 모두 뺀다. 얼굴은 정면으로 향하고 턱은 약간 당긴다. 그리고는 머리 속에 있는 모든 것을 지운다.

2. 눈을 가만히 감는다

이것을 폐안(閉眼)이라고 한다. 눈을 감는다는 뜻이다. 그리고는 가만히 내부로 향하는 자신의 의식에 귀를 기울인다. 그러면서 고민, 불안, 걱정 근심, 초조 등 현재 마음을 차지하고 있는 모든 존재들을 하나 둘, 떠올리며 조용히 살펴본다. 그리고는 다시 잊도록 한다. 공허하게 한다라는 뜻이다. 처음에는 의식이 집중되지 않을 수도 있으나 눈을 감아 마음을 지웠다가 다시 자신을 돌이켜 본다.

3. 안좌에서 동작

숨을 들이마실 때는 배를 부풀리면서 가능하면 천천히 숨을 깊게 들이마신다. 숨을 들이 마셔서는 뱃속 그득하게 담는다. 이때 깍지 낀 손은 아랫배를 감싼다. 뱃속에 숨이 가득 들어있는 것이다. 이번에는 점차 배를 당기면서 뱃속에 들어 있는 공기를 입으로 내 뱉으면서 뱃속에 들어 있는 공기를 천천히 내 뱉는다.

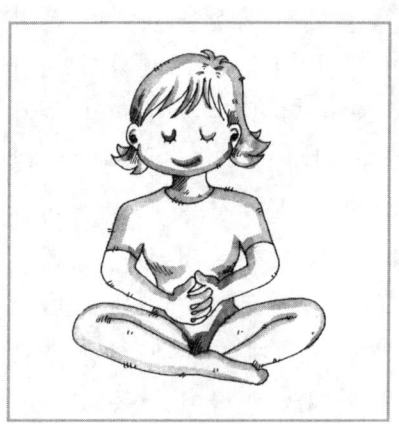

◀ 안좌법의 자세

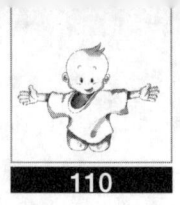

호르몬이란 무엇이며 어디서 생겨나는가?

흔히 "호르몬"이라고 하면 우리는 "성호르몬"만을 떠올리게 된다. 그러나 성호르몬 뿐만 아니라 인체에서는 각종 호르몬이 생성된다 그 중 하나가 성장 호르몬인데 이 호르몬은 앞에서도 짧게 설명하였듯이 대부분 두개골이라 할 머리 속의 뇌 아래 [뇌하수체]라고 하는 곳에서 생겨나는 데 그 크기는 콩알만하다. 여기서 생성되고 용도에 따라 각 부위에 호르몬을 분비시켜 필요한 신체의 부위에 공급하게 된다. 이를테면 성장 호르몬은 방출호르몬(GHRH)에 의하여 자극이 된다. 이렇게 해서 각 부위에 공급되는 호르몬을 혈액 속에서 측정을 하거나 분비량을 알아보면 일반적으로 성장이 끝난 뒤에도 60세까지도 지속되는 것이 보통인데 그 양은 현저히 떨어지는 것을 알 수가 있다. 가령 60대가 되면 20대 수준 이하로 감소하게 된다. 대부분 이것은 분비량이 멈추는 시기와 맞물려서 호르몬 분비나 생성이 줄어들면 점차 노화 과정이 이루어지는 것이다. 그러므로 의학계에서는 노화의 주범은 성장 호르몬의 감소에 있다고 보고 있다. 이러한 영향은 여러 곳에 미치게 되는데 성장 호르몬은 지방을 분해해서 대사작용을 가져와 공급이 부족되면 자

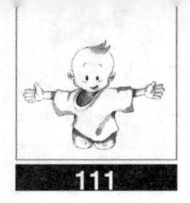

연적으로 지방의 침착이 된다. 이와 같은 사실은 성장 호르몬이 부족하면 피부가 얇아지고 근육이 감소가 생기며 나쁜 콜레스테롤 수치가 증가되기 마련이다. 이렇게 되면 신장에 있어서도 한참 자랄 때 이 호르몬의 분비량이 크게 늘었다가 나이가 들면 차츰 감소하기 마련이다. 비율적인 성장 호르몬 수치는 20대 1,000에서 30대 중반에 오르면 450으로 감소되고 40대 중반이 되면 350정도로 떨어지게 된다. 성장 호르몬이 결핍이 오면 자연 우울증과 같은 노화 증상을 보이게 되는데 이는 역시 호르몬의 감소 원인에서 온다고 해도 과언은 아니다.

그러나 여기서 전문적인 문제로 유의해야 할 점은 성장 호르몬이 정상적 신체라고 하더라도 암세포가 있으면 함께 자랄 수도 있다는 것을 명심하지 않으면 안된다. 그러므로 혈당 상승의 효과가 있으므로 비만으로 오는 당뇨병, 즉 소아당뇨병 환자에게는 이 호르몬을 사용해서는 아니 된다고 할 수가 있다. 그렇다면 성장 호르몬의 결핍은 어디서 오는가 하는 점이 궁금해 질 것이다.

현재까지 밝혀진 이유로는 시상하부나 뇌하수체의 이상에서 온다고 알려져 있다. 또한 호르몬은 정상적으로 분비는 되고 있지만, 우리 몸인 자신의 신체가 이것을 어떤 사정이나 이유로 이용할 능력이 떨어져서 자연히 호르몬 결핍상태에 임하게 되는 수가 있다. 이렇게 결핍되는 그 원인은 아직 분명하지는 않으나 한 예를 들면, 심한 두부손상을 입었거나 아니면 질병에 의한 뇌손상, 방사선 과도 조사, 뇌종양과 같은 질병이 있으면 결핍의 증상을 나타낸다고 할 수 있다. 그러므로 이러한 사용 목표는 그 원인에 대한 질병 유무를 면밀히 검사한 후 투여해야 한다고 할 수가 있을 것이다. 어느 잡지에서 본 기사의 기록인데 미국 할리우드의 스타들이 자신의 젊음을 유지시키기

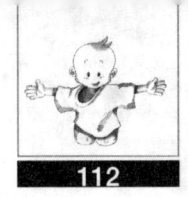

위해서 성장 호르몬을 투여한다고 하는 사실을 읽은 적이 있다. 이 호르몬을 어느 여배우가 사용을 했던 결과 몸에 탄력이 붙으면서 몸매가 예쁘게 되살아났다고 하였다. 그러나 이것을 무턱대고 사용하였다가는 앞에서도 설명한바와 같이 당뇨병환자는 물론 여타 질병환자에게는 극심한 부작용이 있다고 할 수가 있다. 그러나 이와는 반대로 왜소 발육증 환자나 아니면 거인증 질병 환자에게는 투여하여 좋은 효과를 거두고 있다. 때문에 신장에도 유효 적절하게만 이용된다고 하면 키가 크는 데 있어서 좋은 효과를 기대할 수가 있다.

하지만 다시 한번 강조하는 데 효과가 있는 반면에 부작용도 크다는 사실을 반드시 명심할 필요가 있다. 그래서 미식품의약청(FDA)의 호르몬 연구에 참가한 "테니얼 루두만" 박사는 호르몬이 인간의 노화방지 억제에 큰 역할을 얻을 수가 있다고 희망적 결론을 설명한바가 있다. 그렇다면 지금까지 알려진 이 호르몬 요법의 효과는 대체적으로 무엇이라고 설명을 할 수가 있을 것인가?

1. 몸이 뚱뚱한 체력의 소유자에 투여하면 비만 증세가 줄어든다.
2. 면역기능이 강화되며, 에너지 증가, 신체근육의 증가, 성욕 강화, 불안감 해소, 기억력이 강화된다.
3. 전신적인 신체 상태의 호전을 얻을 수가 있다.

이상의 효과를 거둘 수가 있다. 성장에 있어서의 호르몬 치료 효과는 어떠한가? 일반적으로 성장 호르몬 치료에 효과가 확실히 있다고 하는 학자도 있으나 아직 성장 호르몬 결핍과 터너증후군 등에도 엇갈리는 주장을 하고 있어서 근거있다고 하는 확실성을 단언하기는 어렵다고 한다. 그 예를 보면 성장

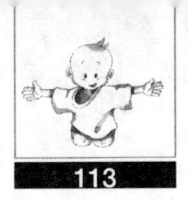

호르몬을 가족에게 투여한 결과 사람에 따라서 효과가 각자 다르게 나타난다고 하는 점이 문제라고 하는 것이다. 가족성 왜소증인 경우에는 다같은 치료를 해도 다르게 나타난다는 것은 확실하다고 하기에는 아직 문제가 있다고 할 수가 있다. 다만 상대적으로 약할 때는 효과가 있다고 하니 결핍증상의 환자에게는 전문의와 상의를 하고 투여해 볼만하다고 할 수가 있겠다. 그래서 6개월 정도 치료를 하면서 그 경과에 따라 치료를 계속할 것이냐 아니냐를 결정해야만 한다고 한다. 그러므로 성장 호르몬이 부족한 아이는 뼈가 자라고 있는 동안 즉, 사춘기가 끝나기 전에 치료해야만 효과가 나타난다고 하며 아이의 상태에 따라서 치료 기간을 결정해야만 하는 것이다.

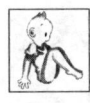 성장 호르몬 주사

호르몬은 경구투여용 알약이 없는 것은 아니나 위장 장애가 있으므로 복용하기에 불편함이 있다. 그러므로 주사약으로 이용하는 경우가 많다. 필자가 아는 경험으로는 성장 호르몬은 어떤 사람에게는 정말로 도움이 되어서 작은 키에 큰 효과를 거두는 것을 여러 번 경험하였다. 성장 호르몬은 뇌에 있는 뇌하수체라는 기관에서 분비되는 호르몬으로, 만일 이것이 전혀 분비가 되지 않으면 아이들의 성장속도가 원래의 반이나 1/3 밖에 크지 않을 정도로 소아기부터 사춘기까지의 아이들의 성장에 중추적 역할을 담당하는 것으로 알려져 있다. 따라서 성장부진이란 문제가 생기면 자연 성장 호르몬과 관련된 문제를 가장 먼저 떠올리게 되고 마치 성장 호르몬만 있으면 모든 것이 이루어지는 것으로 알려져 있다. 하지만 작은 키를 초래하

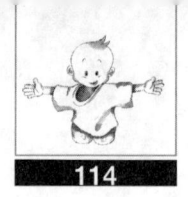

는 이유를 분석해 보면, 성장 호르몬의 결핍이 원인이거나 아니면 기능 이상이 작은 키의 원인이 되는 경우가 있으나, 그보다는 부모의 키가 작거나 내분비계의 발동이 늦어져서 사춘기가 되어서도 키가 정상보다 작은 경우가 훨씬 더 많다고 보고 있다. 부모의 키가 작은 경우, 그 자녀의 키가 작은 것은 어찌 보면 당연한 일이라고 보고 있다. 한편 사춘기가 지연되어 키가 작은 경우는 아무런 치료를 하지 않아도 2~3년 후면 정상인의 키로 되기 때문에, 이런 경우를 병으로 생각하는 것은 옳지가 않다. 이들은 사회 생활에 지장이 있을 정도로 작지 않다면 별다른 치료를 받지 않아도 된다.

작은 키를 치료나 교정이 필요한 또 다른 원인들을 살펴보면 성장 호르몬 뿐만 아니라 이 외에도 또다른 다양한 이유를 들 수가 있다.

키의 크기를 결정하는 데에 성장 호르몬이 상당히 중요한 역할을 하게 된다. 하지만 이것 이외도 출생전 성장 정도 유전적인 소인, 평소 영양적인 상태, 그리고 갑상선 호르몬이나 인슐린 성호르몬과 같은 다른 종류의 호르몬도 관여하기 때문이다. 이런 요인, 즉 어느 것 하나라도 문제가 있는 경우는 필히 정상보다 키가 작은 이유가 될 수가 있다. 이런 경우에는 성장 부진의 원인이 신부전과 같은 질환에 의한 것이라고 한다고 하면 물론 치료가 필요하고 갑상선 기능저하증이나 코디졸 과다 분비에 의한 것에 의한 것이라면 그것에 대한 치료가 우선시 되어야만 한다. 그러므로 먼저 원인 규명을 분명히 하고 다음에 치료가 필요하다.

여기서 성장 호르몬 치료가 꼭 필요하고 크게 도움을 줄 수가 있는 경우에는 성장 호르몬 분비가 안되어 결국 호르몬 결핍이 생기게 되면 키의 성장이 잘 안된다는 것이다. 이러한 경

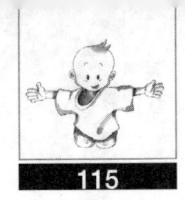

우에는 성장 호르몬 치료를 시기에 맞게 받으면 정상 혹은 그보다 빠른 속도로 자라게 될 수가 있다. 그 뿐만 아니라 또 성장 호르몬의 분비는 정상이지만 성장에 관해서는 다른 호르몬인 IGF~1이 낮거나, 아니면 성장 호르몬의 작용에 문제가 있는 경우다. 호르몬 분비 조절에 부분적인 이상이 있어서 잠잘 때처럼 생리적으로 성장 호르몬 분비가 많이 되는 환경에서도, 분비가 충분하게 일어나지 않는 경우도 호르몬을 사용할 수가 있다. 그런데 이런 경우에는 성장 호르몬 결핍의 경우와는 달리 단기적인 성장 속도 증가 효과를 볼 수가 있다고 할 수는 있겠으나 호르몬 치료를 받는 아이의 키가 예측보다 더 클 것인가라고 하는 여부는 불분명하며, 신체내 성장 호르몬 수치가 생리적 수준보다 더 많이 증가되는 것이 어떤 부작용을 초래할 것인가에 대해서는 정확하게 알려져 있지 않다.

  이상의 성장 호르몬의 치료가 필요하고 도움이 되는 경우와 반대로 그렇지 않은 경우가 있음을 알 수가 있다. 결국 성장 호르몬 치료는 키가 작은 사람들 중에서도 여러 조건으로 보아서 성장 호르몬 치료의 효과가 기대되는 사람에게만 필요로 한다. 다시 말해, 성장판이 아직 닫히지 않는 소아에게서 선택적으로 시행하는 것이 바람직한 것이다. 그래서 성장 호르몬 분비에 이상이 있어 키가 자라지 않는다고 판명이 되었을 경우, 치료가 빠르면 빠를수록 그 효과가 크다.

  주사량은 대부분 몸무게의 1kg당 05에서 08 단위를 1주일에 투여하게 되어 있다. 일주일 동안 투여를 하는 총량은 모두 5~6번으로 분할하여 잠자기 직전 피하주사로 맞는 것이 가장 일반적인 방법이라고 할 수가 있다. 이렇게 잠자기 직전 이 주사를 놓는 것은 앞서 지적한바와 같이 성장 호르몬은 보통 깊이 잠들어 있을 때 불규칙한 리듬을 타고 분비된다는 점을 고

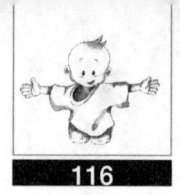

려하였기 때문이다. 이러한 주사는 피하 주사이기 때문에 부모들이 주사 방법을 배워서 집에서 주사해도 상관은 없다. 그 부위는 주로 엉덩이나, 다리, 팔 등 가능한 혈관이 없고 살갗이 많은 부위에 주사를 놓으면 된다. 통증은 거의 없다.

사춘기가 지나면 자연히 성장판이 닫히게 됨으로 여자는 14~16세 이전에 주로 치료가 이루어져야만 한다. 그 시기가 지나게 되면 이 호르몬제 주사를 투여해도 별반 효과를 기대하기가 어렵다.

또한 성장 호르몬으로 치료를 하는 경우에는 2~3개월 간격으로 세밀히 성장을 추적하는 관찰이 반드시 필요하다. 이때 성장 호르몬제를 투여해 치료가 성공적으로 이루어졌다고 하는 기준은 명백하지 않다고 할 수는 있겠으나 치료하는 목표는 정상적인 또래의 최종적인 신장에서 25% 범위에 포함되면 성공적이라고 할 수 있다.

또 치료를 하고 있는 동안 아동이나 청소년의 성장 증가가 1년에 7cm 이하의 범위에 속하면 재 조사가 필요하다. 이럴 경우는 갑상선 기능검사와 항성장 호르몬항제, 그리고 의사의 지시에 따라 성장 호르몬 주사를 제대로 맞았는지 여부를 조사해야 한다. 그리고 성장 호르몬제의 용량을 늘여도 무관하다. 그러나 여기서 주의할 점은 0.375mg/kg 이상의 고단위 처방을 지속할 경우 장기적으로 어떤 효과가 나타나는지, 아니면 부작용이 있는지에 대한 결과는 충분하게 아직 규명되어 있지 않다는 점이다. 이 점에 있어서 다시 한번 정리를 해보면 지금까지 성장 호르몬을 투여해 확실한 효과를 거둘 수 있는 성장장애 즉, 키가 잘 자라지 않는 경우는 성장 호르몬 결핍증, 만성신부전증, 터너증후군 등을 앓고 있을 때에 있을 수가 있다.

이밖에 다른 원인으로인한 저신장증에도 성장 호르몬제가 효

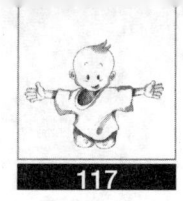

과가 있는지에 대해서는 연구가 진행되고 있으나 아직 확실한 결론은 없다고 하겠다. 이런 점에 있어서 이 호르몬 처방은 확실한 검사를 받은 이후에 처방하는 것이 가장 안전하다고 할 수가 있다. 그러나 이상과 같은 호르몬 부족의 경우에도 몇 가지 원인이 있다고 보는데, 다음 세 가지로 분류하게 된다.

1. 성장 호르몬 결핍증의 경우

이상과 같은 경우에는 키가 작은 어린이나 청소년들은 이 성장 호르몬 투여로 아주 좋은 효과를 거둘 수 있다고 본다. 그러므로 일반적으로 가능하고 또 바랄 수 있는 성장 치의 통계는 대략 아래와 같다.

시작된 첫째 해 9~12cm
시작된 둘째해 6~7cm
시작된 셋째 해 5~5.5cm
시작된 넷째 해 4.5~5cm
시작된 다섯째 해 4~4.5cm

이상의 통계에서 보는 것과 같이 이 치료를 계속함에 따라 그 효과가 줄어드는 경우가 간혹 있는데 그 이유는 아직 확실히 규명되어 있지 않다. 다만 확실하다고 할 수가 있는 것을 치료에 대한 반응이 연령이 많을 수록 효과가 적다라고 하는 사실이다. 다시 말해, 뼈의 나이가 많아지면 많아질수록 그 효과가 줄어든다고 하는 사실이다. 그래서 달리 말하면 진단이 확실하고 성장 호르몬 치료가 꼭 필요하다고 판단하였을 경우에만 한해서는 나이가 어릴수록, 또한 장기간 투여할수록, 그리고 부모들의 키가 유전적 가능성 높으면 높을수록 성장 효과가 크다고 할 수가 있다.

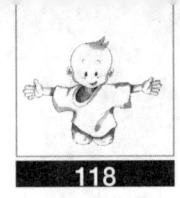

그 뿐만 아니라 성장 호르몬제 투여가 반드시 필요하다고 할 수가 있겠다. 그것은 아이에게는 근육을 늘여주고 지방조직은 감소시키며 활력을 가지게 하기 때문인 것이다. 그러나 아직은 이 성장 호르몬을 어느 기간까지 투여해야만 할 것인가 하는데에 있어서는 연구자의 생각이 각양으로 다르다. 다만 치료의 목표 지점을 한번 살펴보는 것이 치료 기간을 정하는 기준이 될 수 있다. 성장 호르몬제의 투여로 인한 치료의 목표는 최종적인 키가 부모로부터 타고난 유전적인 키까지는 완전하게 자라도록 하는 것이다. 다른 질병이나 요인들로 인해 자라지 않고 성장 장애를 보이는 결핍 치를 교정하는 것이 목표이므로 성장이 거의 끝났다고 판단될 때까지 지속되어야만 한다.

그리고 일반적으로 실제 생물학적 나이와 함께 반드시 파악해야만 하는 것이 뼈의 나이다. 과연 뼈가 다른 사람보다 성장했느냐 아니면 성숙하고 있느냐를 판단하는 일이 중요하다.

일반적으로 여자는 뼈의 나이가 14~16세가 지나면 성장이 완료되고 성장판이 닫힌다. 또 남자는 뼈의 나이가 16세 전후가 될 때까지 키가 자라는데, 이는 실제 태어나서부터의 나이와는 얼마간의 격차가 있을 수 있다. 그래서 여자들은 초경이 시작된 지 2년 정도가 되면 성장이 완료된다고 보는 것이며, 남자들은 최대한 길게 잡아 20세 안팎까지 키가 클 수 있다는 말이 성립하는 것이다. 그러므로 이런 점을 참작하여 평균 성장 속도가 1년에 2~3cm 이하로 나타날 때까지는 성장 호르몬제를 투여 할 수가 있다.

특발성 성장 호르몬 결핍증인 경우는 사춘기가 지나면서 성장 호르몬의 분비가 정상적으로 회복되기도 한다. 그래서 반드시 사춘기가 되면 성장 호르몬 분비 여부를 다시 검사해야만 옳은 것이다. 그러나 뇌하수체 종양이나 수술방사선 치료 등으

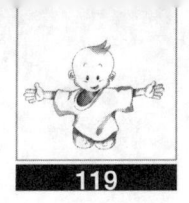

로 인해 손상된 상태의 어떤 경우에서도 성장 호르몬은 자연적으로 회복되지는 않는다. 이와 같은 사항에서는 일생동안 성장 호르몬 치료를 고려하기도 한다. 그 이유는 성인이 되어서도 일정한 양의 성장 호르몬은 필수적이기 때문이다. 만약 그렇지 못한다고 한다면 근육의 뼈가 약해지고, 지방 축적이 늘어나 비만으로 변하게 된다. 또 지방량이 많이 축적돼 동맥 경화증에 의한 중풍, 심근경색으로 인한 사망률이 높아지기 때문이다. 그러나 일단 성장이 다 끝난 상태에서의 성장 호르몬 치료는 훨씬 적은 양으로 큰 효과를 거둘 수 있다.

2. 가족성 저신장증인 경우의 호르몬요법

이와 같은 경우에는 부모님으로부터 물려받은 유전적인 요인 때문에 키가 자라지 않는다고 볼 수 있다. 어느 정도를 저신장증으로 분류할 것이냐 하는 문제는 일정한 기준을 세우기 힘들지만 보통 자란 키가 140cm 안팎이고 부모나 다른 가족들도 이 그룹에 속하면 가족들도 가족성 저신장증이라고 볼 수가 있다. 그러나 이보다 어느 정도 키가 크다 해도 본인이 심리적으로 몹시 자신의 키로 인해 스트레스를 받거나 심리적 위축현상을 보이고 사회활동도 기피할 때는 성장에 도움이 되는 치료를 고려할 수밖에 없는 것이다. 그러나 현재까지는 유전이라고 할 가족성 저신장의 경우는, 이 성장 호르몬 치료로 효과를 얻었다는 결과는 없다. 즉 다시 말하면 효과를 얻지 못했다는 것이다. 하지만 몇몇 외국의 보고에 의하면 보통 성장 호르몬 결핍증 환자에게 투여하는 것보다 kg을 정하면서 그 기간도 늘여서 투여를 하였더니 어느 정도 성장 결과를 얻었다라는 결과 보고가 있다. 하지만 성인이 되었을 때의 다 자란 키는 부모로부터 유전적으로 타고난 키의 범위를 능가하지 못한다는 것을

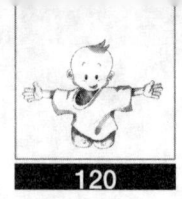

참고할 필요가 있다고 할 수가 있다. 결론적으로 말한다고 하면 결국 자라는 기간은 앞당겨 주지만 더 이상 키를 성장시키지는 못한다라는 말이 된다. 그러나 앞으로 이 성장 호르몬 투여가 가족성 저신장증에 효과가 전혀 없다고 할 수만은 없는 것이다.

3. 체질성 성장지연과 호르몬요법

 체질성 성장지연이 있는 경우에는 4~5세 사이로부터 다른 아이들보다 자라나는 속도가 눈에 띄게 처진다라고 하는 것을 알게 된다. 그러다 보니 성장곡선에서 3% 이하의 범위에 속하게 되고, 실제 나이에 비해 뼈의 나이가 2년에서부터 4년 정도 늦게 나타나게 된다. 그 뿐만 아니라 사춘기도 늦게 시작이 되는데 이는 부모도 늦게 자랐고 부모의 사춘기도 늦게 시작되었다 라고 하는 사실을 알 수가 있어서 가족의 유사점을 알 수가 있다. 그러나 최종적으로는 어른이 되었을 때 다 자란 키는 정상범위에 속한다라고 할 수가 있으며 성적인 발달이나 다른 신체 상태에 별 이상은 발견할 수가 없다. 그저 조금 다른 사람보다 크는 속도가 늦어진다 라고 하는 사실을 알 수가 있을 뿐인 것이다.

 이와 같은 경우에 아이들에게 성장 호르몬을 투여하게 되면 성장속도가 빨라지는 것이 확실하다. 이와는 반대로 중단하게 되면 성장속도는 다시 지연되게 된다. 그리고 어른이 되었을 때의 경우는 최종적 키는 반드시 이 치료로 인해서 더 컸다는 사실은 없는 것이다. 그렇다면 이와 같은 체질성 성장지연이 있는 어린이나 청소년에게 이 호르몬제를 언제까지나 지속적으로 투여해야만 하는가 라고 하는 것은 좀더 넓은 의미에서는 앞으로도 좀더 연구 해봐야만 하는 과제라고 할 수가 있다.

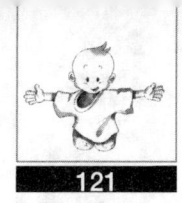

　가족성 저신장증과 체질성 성장지연 이 두 가지 성장장애의 정확한 원인을 알아보는 방법은 손과 발목의 뼈를 방사선 촬영으로 실제 나이를 비교해 보는 것이 대단히 중요하다. 아울러 부모의 성장 패턴을 조사하는 것이 많은 도움이 될 수가 있을 것이다. 그러므로 이 호르몬 투여는 키를 키우는 목적에만 사용할 수가 있다고 할 수가 있다. 만일에 다른 목적에 의해 사용했다 라고 한다면 부작용이 있을 우려가 큼으로 가능한 사용을 하지 않는 것이 좋다고 할 수가 있을 것이다.

※ **호르몬을 맞을 시 주의 사항**

① 한 부위에 이 호르몬 주사를 오래 맞게 되면 그 부위의 지방증식 및 위축이 초래되어 보기가 흉하게 된다. 따라서 매일 부위를 돌아가면서 맞는 것이 좋다.
② 반드시 피하로 주사약이 들어가도록 해야만 한다. 근육에 주사하지 않도록 해야만 한다.

※ **주사를 놓았을 시 주의 사항**

① (주사 부위의 통증)-당분간 계속될 수 있으나 큰 문제가 안되며 시간이 지나면 없어진다.
② (근육관절통)-주사 후에 흔히 있을 수 있는, 문제가 되지 않는다. 팔다리가 아프거나 이럴 경우에는 진통제를 이용하여 이 고비를 넘긴다.
③ 전신에 부종이 있을 수가 있다. 시간이 가면 소실된다.
④ 주사 부위에 두드러기 같은 전신에 피부염이 발생할 수가 있다. 그러나 치료를 하면 호전됨으로 걱정할 필요까지는 없다.

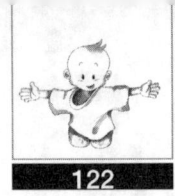

⑤ 위장장애가 올 수 있으나 신경을 쓰지 않아도 된다.
⑥ (갑상선 기능 저하증)-모든 사람에게서 오는 것이 아니지만 간혹 올 수도 있다. 이 기능 저하증이 있을 경우에는 이 성장 호르몬을 투여하면서 3개월마다 갑상선기능 검사를 하는 것이 원칙이다.
⑦ (당뇨병 및 당불내성증)-희귀하게 올 수가 있으며 이럴 경우에는 즉시 호르몬 투여를 중지시켜야만 한다. 소아 연령에는 그리 큰 문제는 아니다. 3개월 가량 경과하면 저절로 없어진다. 갑상선기능 검사와 같이 한두 차례 3개월마다 검사를 해 보는 것이 안전하다.
⑧ (고관절탈구)-호르몬 투여로 인한 것인지는 아직 확실하지는 않다. 일반적으로는 급성장기라 할 사춘기에도 이 고관절 탈구가 오는 경우가 있기 때문이다. 이는 성장 호르몬 투여로 급성장에서 오는 부작용에서 올 수가 있다고 보는 경향이 많다. 그러나 이런 사항이 상당히 드물게 나타난다라고 할 수가 있다.
⑨ (백혈병)-성장 호르몬을 맞고 있는 소아중 백혈병이 생기는 경우가 없지 않아 있다. 따라서 현재 연구중이라고 할 수가 있다. 하지만 아직 확실한 근거는 없다고 할 수가 있다 그것은 대부분 전신에 방사선 치료를 받고 있던 환자이기 때문이다.
⑩ (두통)-간혹 시력장애와 두통을 호소하는 경우가 있다. 이런 경우에는 대부분 뇌압이 높아져 생겨나는 것이므로 즉시 이 호르몬 요법을 중지하는 것이 현명하다. 중지하게 되면 증상은 점차 사라지게 된다.

　최근 들어 매스컴과 각 언론 광고들은 마치 이 성장 호르몬이 키를 크게 해준다는 단면적인 광고나 선전으로 떠들고 있으

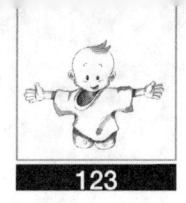

　나 이는 앞의 ①~⑩에서 설명한바와 같이 잘못된 인식이라고 할 수가 있다. 주사만 맞으면 누구나 키가 커진다라는 오판된 생각을 유도시키고 있기 때문이다. 이 때문에 광고나 언론의 그 책무가 크다고 할 수가 있다. 이상에서 설명한 바와 같이 필요치 않는 사람 누구에게나 투여를 했다고 하여 효과가 있는 것이 아니고 꼭 필요한 사람에게만 투여했을 때 그 효과가 있는 것이다.

　정리를 하면 만성적인 전신질환에 의한 왜소증, 호르몬분비 이상에서 오는 왜소증, 선천성 이상에서 오는 왜소증이나 여성에 있어서는 자궁내 성장발육 지연에 의한 원시 왜소증, 골 형성의 이상에 의한 왜소증 등의 신체 이상이 있는 왜소증과 같은 증상에 효과가 있을 뿐이지 기타 증상이 없는 사람에게 투여를 했다고 하여 키가 자라는 것은 아니다.

　요약하면 성장 호르몬이 결핍되었거나 아니면 염색체 이상으로 키가 자라지 않고 있을 때만 필요하다고 할 수가 있다. 그런데 이런 것도 모르고 함부로 성장 호르몬을 투여한다는 것은 효과에 도움이 없을 뿐만 아니라, 오히려 몸에 좋지 못한 결과를 초래할 수가 있다. 그것은 내부에서 생산되고 있는 호르몬이 외부에서(주사를 맞아) 몸 내부로 들어오게 됨으로 내부에서는 호르몬 생산을 감소시키는 영향이 있으므로 스스로 만들어져야만 할 호르몬이 만들려고 하지 않게 된다.

　사람의 몸은 원래 자전(自轉)에서 이루어져야만 하는 것이 원칙이다. 그럼에도 불구하고 내부 생산에 이상이 없음에도 불구하고 외부에서 더 많이 공급을 한다면 내부에서는 외부에서 공급되는 호르몬이 있기 때문에 할 일이 없어져 자연 쇠하게 된다.

　사람이라고 하는 인체는 무엇이고 적정하게 생산되고 소모가

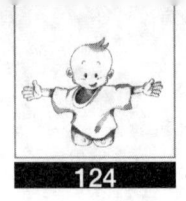

 적당하게 이루어지는 자전이 있을 때 건강해지는 것이다. 그래서 내부에서 호르몬 생산이 부족함이 없음에도 불구하고 더 많이 공급만 하면 키가 자랄 수 있다라는 생각은 잘못된 생각이다. 그러므로 모자랄 때 많이 보충해 주는 것이 원칙이다. 남용이 아닌 적정치료 이것이 의사의 할일인 것이다. 다른 신체의 일부 질병에 의하여 호르몬이 결핍 사항에 있거나 아니면 그 소모가 클 때 공급이 따르지 못해 성장키가 저해 당하고 있을 때에라야만 효과가 발생할 수가 있다고 할 수가 있는 것이다.
 한 예를 들면, 우리가 먹는 식사는 일정한데 맛있는 음식을 오래간만에 만났다고 하여 포식을 하고 나면 소화가 안되고 결국 설사까지 생기는 경우가 없지 않아 있다. 이는 신체의 자연적 현상이다. 이와 마찬가지로 내부 생산에서 충분한데 계속 외부에서 들어온다고 하는 것은 과잉에서 오는 피해의 우려는 물론이거니와 또다른 신체 피해라고 할 부작용이 따른다라고 하는 사실은 반드시 명심할 필요가 있을 것이다. 그러므로 호르몬 투여는 꼭 전문가의 검사에 의해서만 필요한 것이지 "키크는 호르몬"이라고 하여 함부로 투여했다고 하여 키가 쑥쑥 자라지 않는다는 사실이다. 이런 점을 반드시 명심할 필요가 있는 것이다. 또한 이는 신체 자체에서 하는 일이라 하겠거니와 스스로 몸안에서 생산하여 키가 크도록 하는 데에 부족함이 없도록 하는 것이 더욱 필요하다고 할 수가 있을 것이다. 다만 가족의 내력으로 성장 시기가 다소 늦어지는 경우가 있다. 지나치게 초조해 할 것은 없고 밖에서 호르몬의 투여보다는 신체 스스로가 키를 크게 하는 환경조건을 만들어 주는 것이 가장 중요하다고 할 수가 있다.
 그렇다면 환경조건이란 무엇인가? 예를 들면 몸에 질병이 없어야만 하고, 각종 영양이 부족됨이 없어야 하며, 성장 운동에

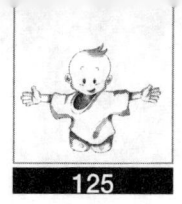

효과가 있는 운동을 게을리 하지 말아야 한다. 이런 환경이 만들어질 때라야만 무럭무럭 키가 잘 자라게 될 수가 있는 것이다. 호르몬을 꼭 투여해야만 하겠다면 이는 의사의 판단에 맡기는 것이 가장 현명하다 라고 할 수가 있는 것이다.

 성장 호르몬 투여보다는 자연 생성되도록 힘쓰자!

인체는 어디까지나 자가운전되는 것이 가장 안전한 방법이다. 호르몬이 정상적으로 생산되고 있는 데도 불구하고 외부에서 투여하는 것은 잘못이다. 오히려 호르몬 공급이 필요하다고 생각이 들면 스스로 생성되도록 환경이나 영양, 운동, 수면, 스트레스에 정성을 다할 필요가 있다. 그래서 건강한 체격이 되기 위해서는 충분한 수면이 필요한 것은 누구나 다 알고 있는 일이다. 스트레스 역시 생활에 장애물의 하나라고 보는데 한참 자랄 성장기에 이 스트레스를 심하게 받으면 키 크는데 장애가 된다. 이러한 결함을 하나둘 제거해 나갈 때 비로소 키는 자라게 되기 마련인 것이다. 그 중에서도 영양과 운동은 필수적이라고 할 수가 있겠는데 영양이 고루 충분하게 공급될 때 호르몬 생산이 가장 활발해질 수가 있을 것이다. 그러나 운동이 없거나 수면 부족, 스트레스 장애와 같은 요인이 있다면 키는 잘 자라지 않게 된다. 이 중에서도 성장기에 영양 공급은 필수적이다. 영양이 호르몬을 생성시킬 뿐만 아니라 뼈와 살도 만드는 것이니 영양처럼 소중한 것은 없을 것이다.

우리는 음식을 통하여 영양소를 공급받게 된다. 탄수화물, 지방, 단백질, 무기질, 비타민 등 이것이 고루 공급됨으로써 호르몬이 자연 생성된다고 할 수가 있겠다. 충분한 수면을 취할

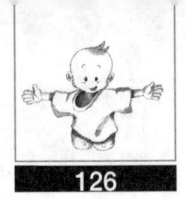

때 성장 호르몬이 가장 많이 분비가 된다. 그러므로 키 크기 위해서는 충분한 수면과 휴식을 취할 것을 분명하게 기억해야만 한다.

다음으로 스트레스이다. 이 스트레스는 신체에 많은 지장이나 피해를 주기 마련인데 그 중에서도 소화가 잘 안된다는 것이다. 우리는 흔히 신경을 많이 쓰면 밥맛을 잃게 마련인데 그것은 대뇌의 신경이 위장과 연결되어 있기 때문이다. 스트레스를 많이 받게 되면 자연 흥분된 신경이 위장까지 전달되어서 일단 긴장이 된다. 쉽게 말하자면 뻣뻣하고 단단해진다는 것이다. 위나 장이 뻣뻣하고 긴장해 있는 상태는 소화가 원활하지 않다는 것은 당연한 이치다. 그 뿐만 아니라 마음도 우울해지고 심적 허탈상태가 곁들여지면서 호르몬 분비 기관을 관장하는 자율신경계의 이상을 초래하여 분비도 억제하게 된다. 자연 호르몬 공급이 활발하지 못함으로 키성장 과정에 장애가 된다.

다음은 운동이다. 이 운동은 호르몬 분비의 촉진을 활성화한다. 신체의 모든 부위의 활발한 활동이 없이는 호르몬 생산도 활발할 수가 없다. 호르몬 생산 뿐만 아니라 키가 커지는 골단에도 영양을 주어서 움직이게 함으로 호르몬을 활발하게 하여 키를 크게 한다고 할 수가 있다. 이런 의미에서도 운동 자체는 영양 공급 못지 않게 중요하다.

이러한 각종 호르몬의 생성은 뭐니뭐니 해도 환경에 영향이 달려 있다. 이러한 종합적인 환경이 이루어짐으로써 호르몬 생성이 활발해질 수 있기 때문이다.

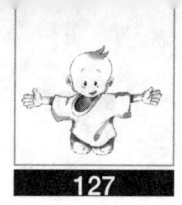

흡연은 키에 어떤 영향을 미칠까?

　12~4세라면 아직 초등학생이거나 아니면 중학생일 것이다. 그런 학생 나이의 아이들이 담배를 피운다니 놀라운 일이다. 필자가 중학교에 들어간 것은 열세 살이었다. 더구나 시골이었으니 6학년 때는 나보다 서너살이 위인 나이 먹은 아이는 보통이고, 선생님 나이인 스무살 안팎의 나이도 있으니 당시 선생님과 동갑나이 아이도 한둘 있었다. 더구나 장가를 갔던 학생도 있었던 것이다. 하지만 초등학교 시절에 학교에 나와서 담배를 피우는 것을 본 기억은 없다. 만일 이때 장가든 동급생이 담배를 피웠더라면 어디 혼자 몰래 숨어서 피웠을 것이다.
　하지만 중학교 1학년에 들어가서는 그렇지 않았다. 교실 수업이 1시간 끝나기가 무섭게 뒷자리에 앉았던 아이들이 담배를 피우는 바람에 교실 안은 담배연기로 가득차기 마련이었다. 동급생으로 가장 나이 많았던 친구는 역시 20세였으니 그랬을 것이다. 열세 살과 스무살 나이 차이는 예닐곱 살이어서인지 체육 시간에 선생님과 씨름을 하여도 이기는 아이가 있었으니 그것만 보아도 당시는 어른인 친구가 중학교에서 동급생일수도 있었던 것이다. 그러나 나는 정상 입학을 했으니 중학교 1학년

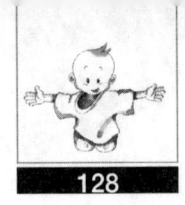

은 열세 살에 불과했다. 대부분의 친구들이 같은 또래이기는 하였으나 의외로 늦게 학교에 들어와서 20세 가까운 나이가 되는 친구들도 뒤에 앉았다. 그런 이유인지 담배를 피웠던 친구들은 대부분 교실 뒷자리에 앉았던 친구들이 피웠다. 하지만 그때는 그렇게 나이 많은 친구가 학교에 들어 왔으니 그럴 수도 있겠으나 요즘 아이들로서는 적정 나이로 학교에 들어가게 되니 열두 살이면 5학년 열 넷이면 중학생이 된다. 이런 나이의 아이들이 담배를 피운다니 모를 일이다. 당시만 해도 교실 앞자리에 앉았던 키 작은 아이들은 건장한 형같은 뒷자리의 친구들에게 시달려야만 했다. 쉬는 시간이면 선생님이 사라지기가 무섭게 담배를 교실 안에서도 피웠는데 어쩌다 우리들 앞에 와서는

"한 번 빨아봐…"

하면서 억지로 붙잡고는 피우지 않으려는 아이에게 강제로 담배를 빨게 하려고 안간힘을 썼다. 그러나 당시 나로서는 담배 연기도 싫었거니와 담배에서 나오는 니코틴 냄새가 역겨워 피하는 편이었다. 그런데 덩치 큰 친구들이 억지로 나를 붙잡아 강제로 피우게 하려니 그런 것이 귀찮고 싫었다. 앞줄 아이들은 대부분 쪼무라기인데 비해서 뒷줄의 아이들은 벌써 뼈가 굵고 마디가 있어서 작은 아이들의 손목을 잡아 끌면 그 손아귀 힘도 힘이거니와 뼈가 부딪히는 것이 억새서 아프기 그지 없었다. 그래서 큰 아이들이 쫓아와 잡으려면 일부러 피해 달아나곤 했었다. 이 때문에 강제로 담배를 피우게 하려고 했던 아이들에게 싫증이 생기거나 오히려 달아날 궁리부터 하였다. 그 때문에 당시의 앞에 앉은 아이들은 담배와는 거리가 멀었다. 그런데 세월이 어떻게 되려는지…

"머리에 아직 소똥도 덜 벗겨진 놈이 담배를 피워!"

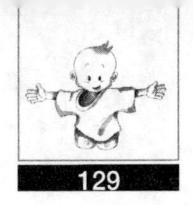

하고 어른들의 호된 꾸지람이 무서워서 담배를 피운다라는 것은 상상할 수가 없었던 일이다. 말하자면 아직 소똥도 안벗겨지지 않은 놈이다. 소똥이란 어머니 배속에서 나올 때부터 머리를 덥고 있는 때자욱을 의미하는 것이다. 그런데 근래는 초등학교 5,6학년이 담배를 피우고 중학생들은 흔히 피운다니 놀라운 일이 아닐 수가 없다. 의학적 견지에서 보면 담배는 건강상 백해무익(白害無益)한데도 불구하고 이렇게 이른 나이부터 담배를 피우게 되니 건강상 혹은 성장상 좋을 턱이 만무할 것이다. 그렇다면 아래의 질문과 답변으로 예시해 보기로 하자.

질문 1.
선생님 안녕하세요. 저는 중학교 3학년생이고 15살의 소년입니다. 제 키는 175cm입니다. 제가 근래 담배를 피우고 있습니다. 하루에 1~2개피 정도 피우고 있습니다. 되도록 하지 않으려고 애쓰고는 있습니다마는 같은 아이들 또래의 친구들이 권하면 또 하게 됩니다. 초등학교 시절에는 1년에 10cm씩 자랐다고 생각이 되는데 근래 와서는 별로 크지 않는 것 같다고 느껴집니다. 키를 크기 위해서 농구를 하고 있습니다. 그 뿐만 아니라 우유는 매일같이 마시고 있습니다. 키가 커진다고 해서입니다. 이렇게 노력함에도 불구하고 초등학생시절보다 덜 자라는 것을 보면 어쩌면 담배 때문이 아닌가 생각을 합니다. 선생님 담배 때문에 지장이 있는 것인지 알려 주십시오.

질문 2.
선생님 저는 절망스럽게도 초등학교 6학년때부터 담배를 배워 중학교 2학년 초반까지 담배를 피우고 있습니다. 초등학교 6학년 때는 한 달에 한 번씩이었습니다마는 중학교에 올라와서는 1주일에 약 2개피 정도씩 피우고 있습니다. 이렇게 피우게 되니 점점 늘어난다고 느껴집니다. 이처

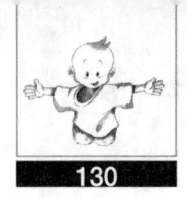

럼 담배를 늘려 피우게 되어도 키 크는 데에 지장이 없을지 두렵습니다. 좋은 지도를 바라고자 합니다.

질문 3.
'TV건강 합시다' 라는 프로그램을 보다가 담배를 피우면 키가 안 큰다 라는 의사선생님의 말씀을 들었습니다. 그런데 제 주변에 있는 친구들은 담배를 피워도 키가 큰 친구들이 많이 있습니다. 정말 키가 크지 않는 것입니까? 아니면 키가 큰 친구들은 무엇 때문에 키가 큰 것인지 그것이 궁금스럽습니다. 이 말은 근거가 있는 말씀입니까?

질문 4.
선생님 궁금한 점이 있어서 이렇게 펜을 들었습니다. 저는 지금 중학교 2학년에 다니는 여학생입니다. 저희 아빠께서는 다른 친구들 아빠들보다 유달리 담배를 많이 피우시는 편입니다. 그래서 학교에서 집에 돌아오면 자연히 담배 냄새를 많이 맡게 되는 편입니다. 그 냄새가 여간 싫지 않습니다. 들리는 말에 의하면 담배를 피우게 되면 키가 크지 않는다는 말을 들었는 데 그렇다면 냄새를 많이 맡으면 키가 크지 않는 것입니까? 간접흡연도 담배 피는 것과 같이 안좋은 것인지 아니면 무관한 것인지 궁금 합니다. 자세하게 알려 주시기 바랍니다.

많은 청소년들에게 담배 피우는 것으로 질문을 받고 있습니다. 그 중에서도 청년들이나 아니면 어른들도 많겠습니다마는 대부분 청소년들이 묻고 있습니다. 이를 미루어 보건데 흡연인구의 연령이 점차 과거에 비해 놀랍게도 낮아졌다라고 하는 사실을 알게 됩니다. 특히 놀라운 것은 여학생들의 질문이 적지 않다는 사실에 놀라움을 금치 못하고 있습니다. 그리고 대부분의 질문들은

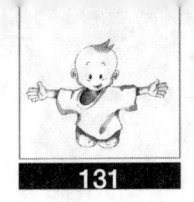

첫째, 담배를 피우면 키가 크지 않는 것인가?
둘째, 어느 정도는 피워도 무관한 것인가?
셋째, 담배를 피워도 키가 큰 친구들은 크는데 왜 그런것인가?
넷째, 간접 흡연은 괜찮은 것인가라고 하는 질문들이었다.
　　여기에 대하여 다음과 같이 답변을 해주었다.

1. "담배를 피면 정말 키가 크지 않는가?"

이 질문에는 이렇게 답변할 수가 있겠다. 키가 크지 않는 것이 아니라 "원래 자신이 자랄 키보다 반드시 덜 큰다"라고 말할 수가 있다. 우리 사람의 뇌에는 뇌하수체(腦下垂體)라고 하는 것이 있다. 여기서는 신체의 여러면의 발달과 호르몬의 분비 조절을 하고 있다. 성장에 큰 영향을 주는 성장 호르몬도 이 뇌하수체에서 역시 분비가 조절된다. 그런데 담배를 피우는 이 흡연은 뇌하수체에 영양을 끼쳐 성장 호르몬에 악영향을 주게 된다. 즉, 억제 작용을 한다라고 하는 것이다. 그렇게 되면 원래 크게될 키가 덜 자란다라고 할 수가 있게 되는 것이다. 이런 문제도 중요한 것이기는 하지만 이보다 더 큰 것은 간접영향이라고 할 수 있겠는데, 그것은 흡연으로 인해 식욕이나 운동량이 부족해지고, 수면도 충분하게 이루어지지 못하게 된다. 이것이 키가 크는데 영향을 준다는 것이다. 그래서 담배를 피우지 않은 원래 크게 될 키보다 덜 자란다라고 할 수가 있을 것이다.

2. "적게 피우는 데 키 크는데 지장을 주지 않는가?"

적게라고 하는 질문은 많이 피우는 것이 아니라 조금 피우는 것은 괜찮지 않느냐는 질문이라고 생각을 한다. 즉, 조금 피우

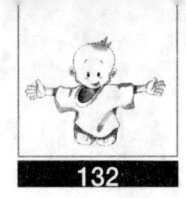

는 것은 키 크는데 있어서 우선 상관이 있겠냐라는 질문이다. 하지만 대부분의 사람들이 그렇듯이 담배는 조금이라는 말이 되지 않는다. 입에 익숙하게 되면 계속 피우게 되는 것이 문제인 것이다. 필자는 술이나 담배 대신에 커피를 좋아하게 되어 어느세 많은 양을 마시다 보니 위장 장애가 오게 되었다. 커피 때문에 그런 것으로 알고 몇 번이고 마시지 않으려고 노력을 해도 허사였다. 지금 이 순간 글을 쓰고 있는 순간에도, 엊그제 계속 속앓이를 해서 이틀 동안 금식을 하고 약을 복용했음에도 불구하고 또 책상 앞에 앉아 글을 쓰고 있자니 또 입이 궁금해져 "커피" 생각이 간절하다. 그래서 대신 녹차를 마셔보지만, 입에 맞지 않아 감칠맛이 도는 커피가 아쉬워진다. 원래 커피도 하루 한두 잔 정도라면 괜찮다고 생각하고 있으나 이것이 습관되면 하루에도 여러 잔 마시게 된다.

담배도 이와 같다고 할 수가 있다. 처음에는 한 개피 두 개피 하던 것이 점점 늘어나게 되는 것이 담배가 갖고 있는 특징의 기호인 것이다. 그러므로 적게 피운다라고 하는 것은 어불성설인 것이다. 함부로 입에 대지 않아야만 피우지 않게 되는 것이라고 할 수가 있겠다. 다시 말해, 담배의 해로움은 바로 중독성에 있다고 할 수가 있다. 그러므로 뇌하수체에 영향을 미치는 것은 당연하고 키 크는데 있어서도 지장이 된다라고 해도 틀린 말은 아닐 것이다. 그러므로 키가 크고 싶은 분에게는 흡연을 하지 않는 것이 키 크는 성장에 도움이 된다.

3. "담배를 피워도 키가 크기만 한 친구들도 있는데 그 이유는 왜그런 것인가?"

담배의 흡연만으로 키가 큰다 안큰다 하기는 어렵겠으나 흡연은 몸의 여러 가지면에서 좋지 않다고 하는 것만은 확실하

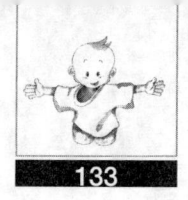

다. 사람의 키가 크다 작다 하는 원인을 알아보면, 첫째는 유전 요인, 둘째는 운동 요인, 셋째는 영양 요인 등을 들수가 있는데 이것이 복합적으로 이루어 졌을 때 원만히 작용한다. 만약에 그와 같은 요인들로 185cm 정도로 될 친구가 담배를 피워서 5cm가 덜 자랐다고 해도 키는 180cm가 될 것이므로 크다고 생각할 수가 있을 것이다. 그러나 이와는 반대로 170cm 정도가 될 친구가 담배를 피워서 5cm가 덜 자랐다고 하면 물론 165cm가 된다. 담배를 피워서 키가 큰 친구들은 담배를 피우지 않았다라고 한다면 더 클 수 있었다라고 하는 이야기가 된다. 그런데 여기서 담배를 꼭 피운다라고 하여 5cm가 덜 자란다고 하는 의미는 아닌 것이므로 오해할 필요는 없다. 다만 원래 키보다는 덜 자랄 수 있다는 것은 있을 수가 있기 때문이다.

4. "방안이나 가까운 곳에서 담배연기를 많이 흡수해도 키 크는 것과는 상관 없는 일인가?"

당연 상관이 있다. 담배는 먹는 음식이 아니라 흡연이다. 흡연이라고 하는 것은 음식물과 같이 먹는 것이 아니고 숨을 쉬면서 코를 통해 허파로 들어가기 때문에 간접 흡연도 엄연한 흡연이라고는 할 수가 있다. 그러니 결코 좋다고는 할 수가 없고 해로운 것만은 사실이다. 집에서 흡연을 하는 아빠가 있다고 하면 당연히 밖에서 피거나 아니면 다른 장소에 나가서 피워 달라고 요청하는 권리가 있다. 본인의 신체건강과 관련이 있기 때문이다. 그러나 이것 때문에 아빠와 마찰할 정도로 감정이 나빠져서는 안될 것이다. 어디까지나 이해와 설득으로 노력해야만 할 것이다.

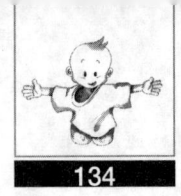

여자의 초경과 키크기

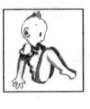 **여자의 초경과 키크는 데 있어서 관련이 있는가?**

1. 질문 — 초경과 키는 어떤 관련이 있지요?

저는 현재 중학교 2년생입니다. 초등학교를 일곱 살에 들어가 다른 여덟살 아이들보다 입학이 빨랐습니다. 그런데 초경한 지는 2년전 중학교에 막 입학하자마자 시작되었습니다. 그런데 초경 이후부터는 키가 크지 않는다는 이야기를 들었습니다. 이제 제 키는 크지 않는 것입니까? 그리고 지금까지는 급성장은 없는 것 같은데 키의 급성장의 시기가 있다라고 하면 가르쳐 주십시오.

2. 질문

저는 17세의 고등학교 1학년생입니다. 초경을 오늘 처음 하게 되었습니다. 그런데 저의 키가 작은 편이어서 이제는 더 이상 키가 크지 않으면 어쩌나 하는 생각 때문에 불안하기 짝이 없습니다. 초경이 시작되면 그 이상 키는 크지 않는다고 하는

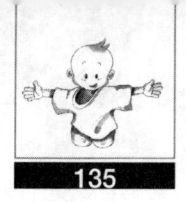

이야기를 아이들에게 들었습니다. 선생님 그 말이 확실한지요? 그렇다면 저는 더 이상 키가 크지 않는 것일까요?

3. 질문

선생님 저는 나이 14세입니다. 아직 나이로 보아서는 어리다고 할 수 있으나 키 때문에 큰 고민을 하고 있습니다. 저의 키는 150cm 정도입니다. 그런데 학교에서도 친구들이 저를보고 더 이상 키가 크지 않을 몸이래요. 선생님 정말 더 이상 크지 않을까요? 참 고민입니다. 그리고 가장 궁금한 것은 생리통이 심하면 더 이상 키가 크지 않는다고 하는 말이 있는데 그것이 사실입니까?

답변

이상의 질문 세 개에 통털어 대답을 하겠다. 소녀스러운 고민이라고 생각이 된다. 초경이라고 하는 생리는 바로 어른이 되어가고 있다라고 하는 사실을 말해주는 신호이다. 초경이 시작된다라고 하는 것은 성호르몬이 분비되고 있다는 것을 확인시켜 주는 것이다. 여성의 매력이 되는 엉덩이 부분에 지방이 축적이 되어지고, 가슴 발달이 이루어 지면서 신체의 전체 균형 감각이 윤곽을 이루게 되는 것이다. 이 시기로 말을 하면 곧 성장 호르몬의 분비가 2~3년 이내 줄어든다는 것을 의미하게 되는 것이다. 그래서 초경 이후 2~3년간은 대략 5~7cm 정도 키가 큰다라고 한다. 초경은 대부분 신체 발육상태에 따라 이루어진다고 볼 수가 있는데 초등학교 시절부터 시작하는 아이가 있는가 하면 고등학교에 들어서 하는 아이도 있어서 각양각색이라고 할 수가 있다. 초경이 빠른 경우는 어릴 때는 키가 크다가 성인이 되어서는 키가 작은 편이 될 수가 있다. 반대로 초

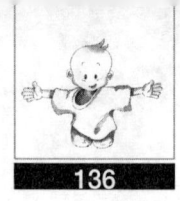

경이 늦은 경우에는 키가 큰 경우가 많다. 이와 같은 증상은 초경 이전까지는 매년 일정한 간격으로 자라기 때문이라고 할 수가 있다. 해마다 3cm 크는 친구가 있다고 할 때 13세에 초경을 한 친구와 15세에 초경을 한 친구는 6cm 정도의 키 차이가 있을수가 있다. 아무래도 초경이 너무 이른 경우는 인위적으로 사춘기를 지연시키는 치료를 받아야만 한다. 반대로 너무 늦은 경우에는 다른 질환이 없는가를 자세히 검진해 보고 살펴보는 것이 좋다. 아무래도 초경이 너무 이르거나 너무 늦은 경우에는 전문의와 일단 상담을 해보는 것이 좋다고 할 수가 있다. 초경을 한 이후에는 정확히 말을 해서 언제까지 키가 클까하는 질문에는 2~3년이라고 하는 대답은 대략적이라고 할 수가 있다. 이것은 x-ray 촬영만으로는 확인할 수가 없다. 성장판과 뼈의 나이를 확인하면 비교적 언제까지 클수 있는가를 알 수가 있다. 생리통이나 그 이외의 생리 주기와 키는 직접적인 관계는 없다고 할 수가 있다.

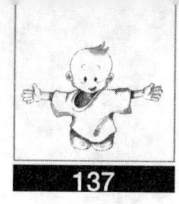

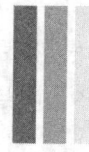 습관과 자세에 따라
키가 자라지 않는다.

현재는 컴퓨터와 인터넷 시대이다. 컴퓨터를 모르면 살아갈 수 없게 되어있다. 그래서 회사에서나 아니면 집안에서도 장시간 컴퓨터 앞에 앉아 있어야만 한다. 특히 어린이나 청소년들은 컴퓨터 앞에 앉아 지내는 시간이 대단히 많아졌다. 그것은 인터넷을 통해서 각종 게임이나 유용한 사이트 검색으로 보내는 시간이 많기 때문이다. 특히, 게임에 한번 빠지면 한두 시간은 고사하고 오랜 시간 게임에 몰두하게 된다. 식사 때가 되어도 밥먹을 생각도 하지 않고 컴퓨터 게임에 빠지다 보니 식사를 거르거나 수면 시간에 자지 않고 컴퓨터에 몰두하는 아이도 많게 되었다. 그러니 수면 시간은 불규칙하게 되고 운동 시간은 전혀 없이 컴퓨터 앞에 앉아 있게만 된다. 이러다보니

첫 번째, 앉은 자세가 바르지 않게 된다. 장시간 게임을 하다보면 반듯한 자세로 앉아서 하기는 무리가 있다. 자연히 이런 저런 자세를 취하다 보면 편안한 자세를 취하게 된다. 쉽고 편하다보니 자연 나쁜 자세가 된다. 이와 같은 나쁜 자세로 오래 앉아 있다보면 자연히 키의 성장에 지장을 주게 한다. 더구나 게임방에서는 더욱 해롭다. 밀폐된 실내 공간에서 어른과 아이

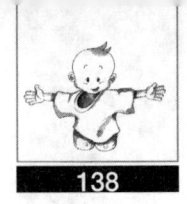

들이 함께 섞여 같이 하기 때문에 담배를 피우는 연기에 영향을 받지 않을래야 않을 수가 없다. 특히나 담배의 니코틴의 영향을 많이 받게 되는 것은 당연한 이치다.

두 번째, 게임방에 비치된 음료들이 대부분 청량 음료이거나 아니면 커피, 혹은 컵라면 같은 인스턴트 식품들이 대부분이어서 아이들 성장에 장애를 주는 음료나 식품들이다. 이러한 것들을 오랫동안 불규칙하게 먹다보면 두말할 여지 없이 성장에 지장을 주는 것은 당연하다라고 할 수가 있을 것이다. 그러나 이런 사실을 대부분의 청소년들은 알지 못한다. 잠자리의 시간은 불규칙하고, 호르몬의 혜택을 충분히 받지 못하게 되고, 식사를 거르거나 영양가 없는 라면으로 식사를 가게 되므로 장애 요소가 되는 것은 당연한 이치다. 그러나 어린이나 청소년들이 이와 같은 게임방을 즐겨 찾은 이유는 무엇보다 아이들 나름대로 재미가 있기 때문이다. 이런 재미 때문에 운동도 부족하게 된다. 시간을 정해 어느 정도 즐기는 것은 괜찮으나 여기에 빠져 오랜 시간을 컴퓨터에 시간을 보내는 것은 결코 좋은 일이다. 그런 의미에서 살펴보면,

1. 식사 시간을 지키면서 컴퓨터 앞에 앉아 있자!

학교에서 돌아오자마자 책가방을 던져 둔채 식사 시간이 지나도록 컴퓨터 앞에 앉아 게임에 빠져 시간을 보내는 것은 좋지가 않다. 더구나 식사를 거르거나 아니면 인스턴트 식품만 먹고 여기에 빠진다면 영양부실이 오기 때문인 것이다.

2. 시간을 정하고 컴퓨터를 해야만 한다.

장시간 컴퓨터 앞에 앉아 있으므로 인해서 자세가 나빠지거나 습관이 잘못되기 때문에 성장에 저해가 된다. 자세가 나빠

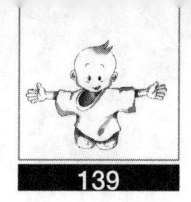

지면 척추가 정상으로 자라지 않게 되고 이것이 습관화 되면 스스로 통제하기가 어렵게 된다.

3. 야간에 오랫동안 컴퓨터를 해서는 안된다.

성장 호르몬은 주로 밤에 많이 분비되기 때문에 밤을 세며 컴퓨터에 빠져 있는 것은 좋은 일이라고는 할 수가 없다. 잠을 자지 못하니 호르몬 분비가 적어지기 때문이다.

4. 중간중간 쉬거나 쉬는 시간에 운동을 하는 것이 좋다.

장시간 컴퓨터 앞에 앉아 있을때는 50분쯤하고 10분 정도는 쉬는 것이 좋다. 쉬는 시간에는 맨손체조나 몸을 흔들거나 아니면 다리 운동도 가끔 해주는 것이 현명하다고 할 수가 있다.

키크기 위해서는 잠을 충분히 자야만 한다.

키크기 위해서는 잠부터 충분히 자야만 한다. 어느 책에선가 읽은 기억이 나는데
"롱다리는 잠꾸러기다…"
라고 하는 글을 본적이 있다. 앞에서도 여러 번 강조하였듯이 키가 크는 요소는 무엇보다 음식을 골고루 많이 잘 먹는 일이고 다음은 잠을 잘 자야만 한다고 말하였다. 다음은 운동이지만 키가 크기 위해서는 수면 이상 좋은 약은 없다. 키가 가장 많이 자라는 시간대는 수면시간이기 때문이다. 그렇다고 낮잠을 많이 자면 커지는 것은 아니므로 자는 버릇을 들인다고 자라는 것은 아니다.

언젠가 충북 영동 매곡이라는 산간 마을에 갔다가 들판에 전

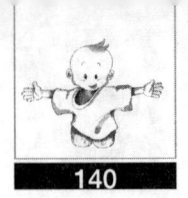

신주 기둥이 서 있고 저녁이면 전신주 위에 매달린 백열등이 켜지는 것을 보았다. 그런데 전신주 반경 주변에는 벼가 크게 웃자란 것을 볼 수가 있었다. 동행하는 농부에게 왜 저기만 저렇게 벼가 크게 자라냐고 물었더니

"밤에 불빛을 봐서 저렇게 자랐죠!"

라고 하는 말을 들었다. 햇볕이나 불빛이 식물에게는 성장 과정에 있어서 필수 불가결이라는 사실을 알게 되었다. 또한 TV 화면에서도 전국에 깻잎 생산을 30%로 차지한다는 어떤 마을에서 밤에도 비닐 하우스 안에는 백열등을 켜서 깻잎에게 잠을 자지 못하게 하여 이것을 속성시킨다는 방영을 본 적이 있다. 해나 밝은 전등이 켜있다라는 사실은 생장 과정에서 식물이나 동물에게 큰 영향을 주는 것은 사실이다.

그러나 사람은 이와 같이 낮에도 밝은 곳에서 잠을 잔다라고 하여 키가 자라는 것은 아니다. 사람은 낮에 일을 하고 밤에 충분한 수면을 취하게 되어 있다. 그러므로 밤에 충분하게 잠을 자면 키가 큰다고 할 수가 있다. 좀더 자세하게 설명을 하면 한 밤중부터 새벽에 걸친 시간대에는 성장 호르몬이 가장 왕성하게 분비되는 때이다. 이 호르몬의 영양으로 키가 큰다는 사실은 앞에서도 설명한바가 있다. 낮에 잠을 자는 것은 호르몬 분비와는 아무런 상관이 없다. 그러므로 키가 많이 커지고 싶은 청소년들은 일찍 잠을 자고 일찍 일어나는 습관을 가지도록 해야만 한다. 또 밤에는 깊은 잠을 충분하게 자야만 한다. 일반적으로 보통 성인의 키에 도달한 성인들도 오전에 키를 재어보면 1~2cm 약간은 커보이는 데 그것은 저녁에 눌려져 있던 척추와 관절들이 수면 시간에는 쭉펴지기 때문이다. 그렇다면 키가 많이 크고 싶어하는 사람은 "몇 시간 가량 자야만 좋을까요?" 라고 하는 질문을 받게 된다. 사람마다 조금씩 다르지만 바람

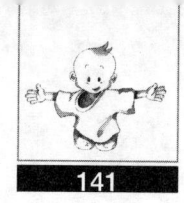

직한 평균 수면 시간은,

  10~13세인 경우에는 9시간 이상

  14~18세인 경우에는 8시간 30분 이상

으로 수면을 취해야만 한다. 그 뿐만 아니라 학습이나 컴퓨터 게임을 한다고 자정 12시 혹은 1시 등 밤늦게 자는 것은 키 크는데 있어서 좋지 않다. 그러므로 키크는 시기(밤 10시 이전)에 되도록 잠자리에 들게하는 것이 좋다. 잠을 잘 때도 편안한 마음으로 깊은 잠을 자는 것이 중요하다. 약간의 소리에도 잠을 깨거나 꿈을 꾼다라고 하는 것은 깊이 수면에 들지 못하고 얕은 수면에 빠져 있다라고 하는 증거가 된다. 이럴 때는 각종 신체부위에 지시를 내리는 대뇌가 휴식을 취하지 못하게 된다. 무엇보다 대뇌도 충분한 휴식을 취해야만 그 뒤 활발하게 움직이게 된다. 휴식 뒤에 오는 생기가 활발이 이루어져서 성장 호르몬도 충분히 배출할 수가 있다. 이런 이유로 성장 호르몬의 치료를 받는 사람들은 저녁 잠자리에 들기 전에 주사를 맞는다. 그러므로 잠을 잘 잔다라고 하는 것은 키가 크는 것과는 상당한 관련이 깊다. 또 잠자리에 들기 전에 가벼운 체조로 몸을 충분히 스트레칭을 해주는 것이 좋고, 이와는 달리 고민이 많은 분들은 잠을 편안히 잘 수 있도록 명상 시간을 갖는 것도 좋은 방편이라고 할 수가 있을 것이다.

자, 그림을 보고 따라해보세요.

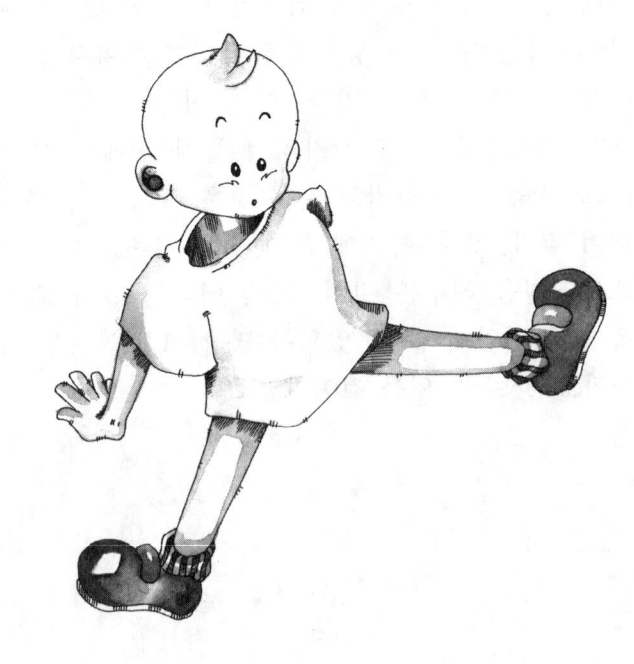

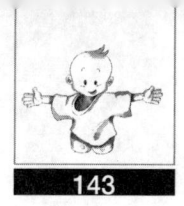

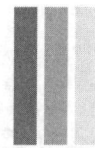 운동과 키는 절대적인 관계이다.

키를 크게 하는 결정적 요소는 두말할 나위 없이 여러 가지 있겠으나 크게 나누면,

1. 유전(遺傳)
2. 영양(營養)
3. 운동(運動)
4. 건강(健康)
5. 환경(環境)

등등 여러 가지가 있다라고 했다. 그러나 이중 가장 중요한 것은 운동이라 할 수 있다. 성장기의 운동은 키 뿐만 아니라 체중 조절 및 건강 유지가 대단히 중요시 된다.

특히 운동은 모든 사람에게 유익하겠으나 각 운동마다 특성이 있어서 일반적으로 성장에 도움이 되는 운동과 반대로 저해 요인이 되는 운동도 있다. 어떤 운동은 해를 줄수가 있으며 또 어떤 운동은 유익한가를 분별하여 신장에 도움이 되는 운동을 골라서 해야만 한다.

신체는 적당하게 사용을 하면 발육에 도움을 주어서 성장할

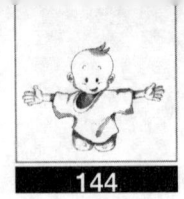

수 있다고 하겠으나 이와는 반대로 너무 지나치면 해롭고 또는 약하게 해도 아무 효과가 없다. 또한 운동과 휴식의 균형이 잘 이루어져야만 발육과 성장에 도움을 준다.

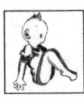 **우리가 가정에서 할 수 있는 성장촉진 운동**

우리가 집안에서 혼자 할 수 있는 운동은 가능한 전문의에게 정밀 검사를 받아서 자신의 신체적 조건에 알맞는 운동을 하는 것이 좋을 것이다.

성장 촉진 운동은 첫째, 맨손으로 할 수 있는 운동과 둘째, 기구나 그 부속품으로 할 수 있는 운동 방법 두 가지가 있다고 할 수가 있다.

맨손으로 하는 성장운동은 하루를 시작하는 아침에 조기 운동을 곁들여서도 좋고 아니면 잠자리에서 일어나면서 혼자 해도 좋다.

이렇게 맨손으로 운동을 하는 것은 잠을 자는 동안 이완되어 있던 근육과 뼈에 자극을 주어서 긴장과 신진대사를 높여주는 반면 자세를 바로 만드는데 효과가 있는 것이다.

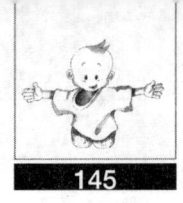

맨손으로 하는 성장 운동

1. 누워서 팔다리를 뻗어주기

A. 천장을 향해 편안하게 눕는다. 기지개를 켜는 듯이 다리와 팔을 쭉 뻗어 늘여준다. 그러면서 발꿈치는 바닥에 닿게 하고 발가락은 천장을 향하게 한다. 양손은 머리 위에 올려 한번 쭉 폈다가 두 번째는 손등 안으로 하고 될수록 힘을 주어서 머리 위로 뻗는다. 목을 꼿꼿이 하고 발 끝에 힘을 준다.

B. 발등을 아래로 내리고 힘을 주어 힘끝 뻗는다. 같은 동작을 4~5회 반복을 한다. 기지개를 깊게 펴는 동작과 같다.

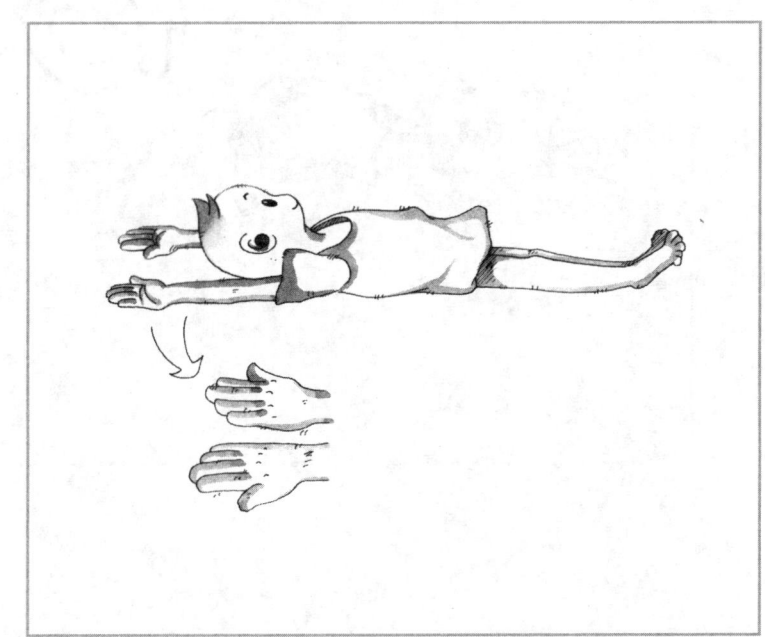

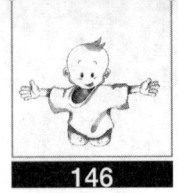

2. 반듯하게 누워서 허리 들어주기

A. 발과 팔을 힘껏 뻗은 자세에서 허리부분만 들었다 놓았다 하는 반복 운동을 4~5 차례 반복한다.

B. 이때 발끝은 발등을 앞으로 펴주어서 허리가 방바닥에서 자연 올라(떠) 가도록 힘을 준다.

C. 이 같은 운동을 10여 차례 반복한 후 힘을 빼고 잠시 휴식을 취한다.

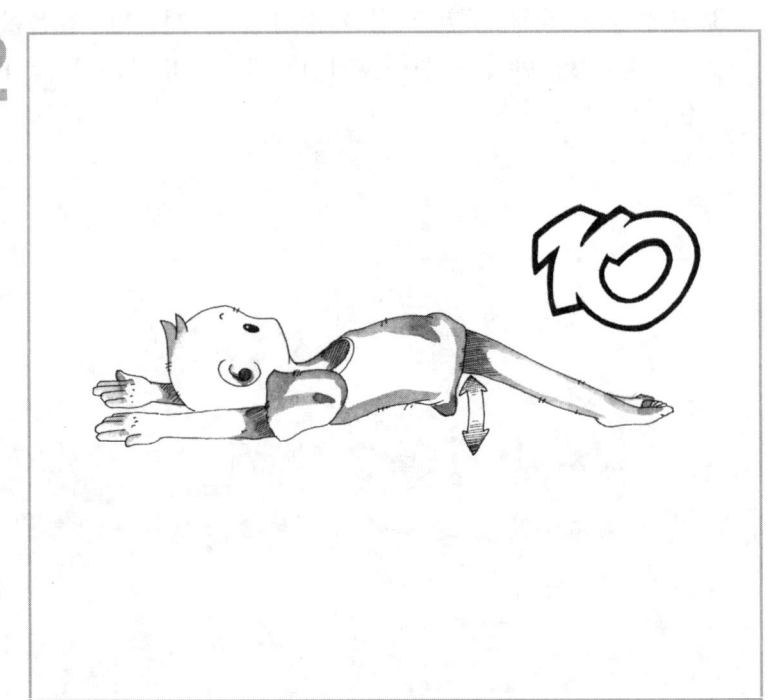

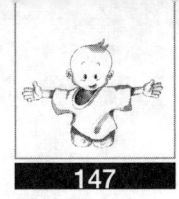

3. 팔뻗어 무릎 다리 눌러주기

A. 무릎을 꿇고 앉은 자세에서 앞으로 허리를 굽히고 어깨와 손바닥을 쭉 편다.
B. 엉덩이는 자연 올라가고 어깨는 낮추어져 경사가 된다 이때 숨을 들어 쉬었다 내 뱉는다.
C. 다시 원상태로 무릎을 꾸는 자세를 취했다가 다시 시작을 한다. 그러면 다리가 눌러져 많은 운동이 된다.

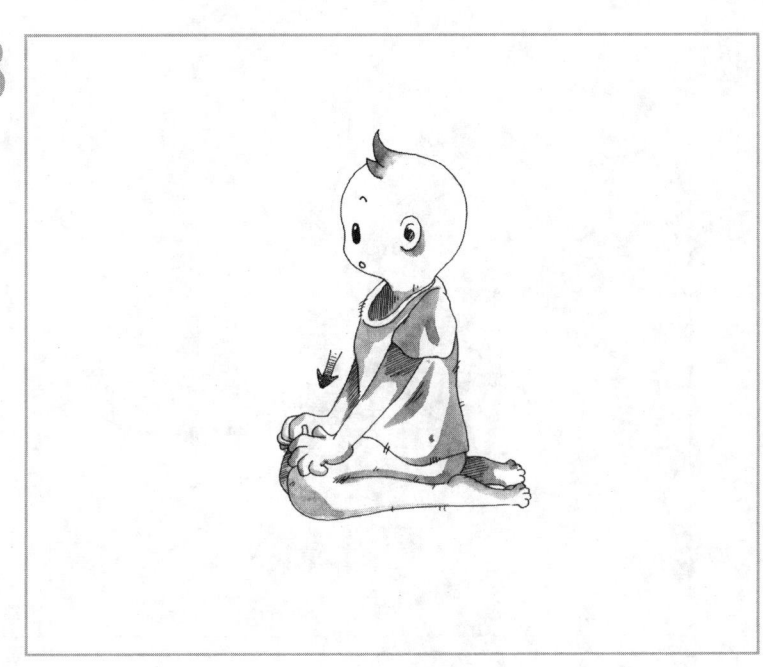

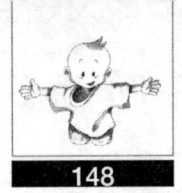

4. 한쪽 무릎을 굽혀 잡아 당기기

A. 양손을 깍지를 끼는 모양으로 무릎을 감싸고 허리를 굽혀 약간 상체를 힘주어 일으킨다.
B. 감싼 허리와 엉치에 힘이 가해진다.
C. 손을 놓았다 다시 잡아 끓어 오고, 놓았다 다시 끌어 당긴다. 허리와 관절에 힘이 간다.

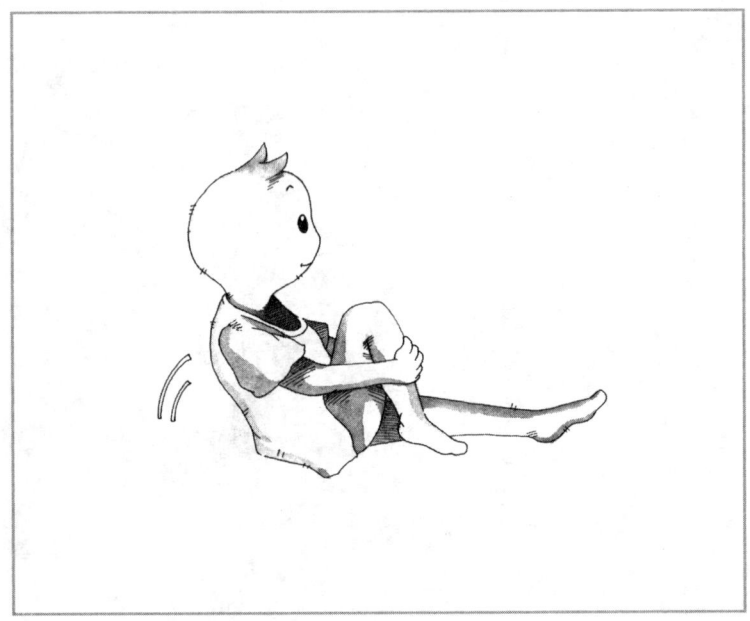

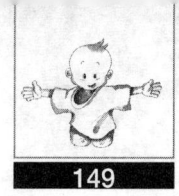

5. 양쪽 무릎굽혀 잡기

A. 누운채로 허리를 굽혀 양다리를 깍지로 끌어 당긴다. 그리고는 가슴쪽으로 잡아당긴다.
B. 상체로 더 끌어 올려 머리를 무릎 가까이 당겨 붙인다.
C. 천천이 다섯까지 세고 잠시 쉰다. 그리고 이런 운동의 반복을 5~6회 한다.

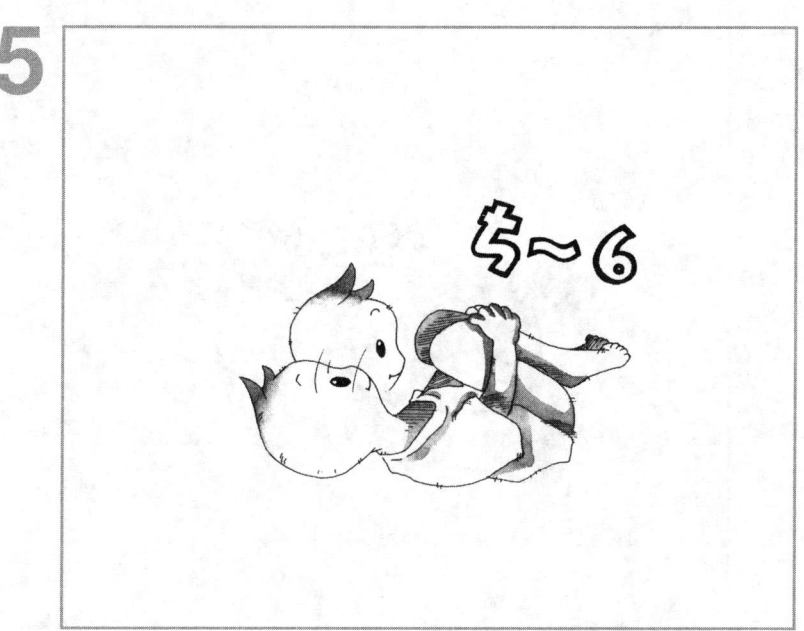

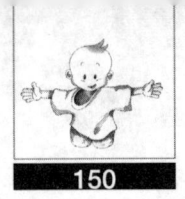

6. 어깨를 바닥에 대고 다리를 굽혀 엉덩이를 든다.

A. 천장을 보고 반듯이 누워 양쪽 다리를 굽혀 세운다. 손은 바닥에 대고 엉덩이와 허리에 힘을 주어서 들어 올리게 된다.
B. 천천히 5~6까지 세고 천천히 엉덩이를 내리게 된다.
C. 이런 운동을 반복적으로 4~5회 한다.

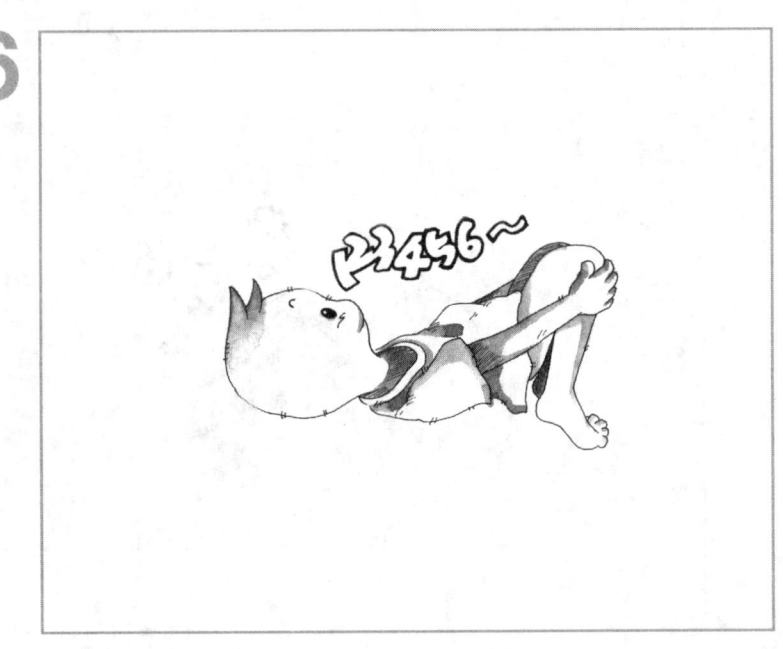

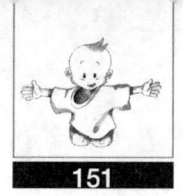

7. 다리를 세워 허리를 일으켜 무릎 위에 닿기

A. 윗몸일으키기를 변형한 동작으로서 다리를 굽힌 상태에서 팔을 뻗고 무릎위까지 닿게 한다.

B. 원래 뒷머리를 손깍지로 껴서 몸을 일으켰다가 누웠다가 하는 변형인데 손은 뒷머리 대신에 무릎으로 뻗어 다리와 허리 어깨에 힘을 주게 된다.

C. 이와 같이 허리를 폈다 일어났다 하는 반복 작용을 7~8회 한다.

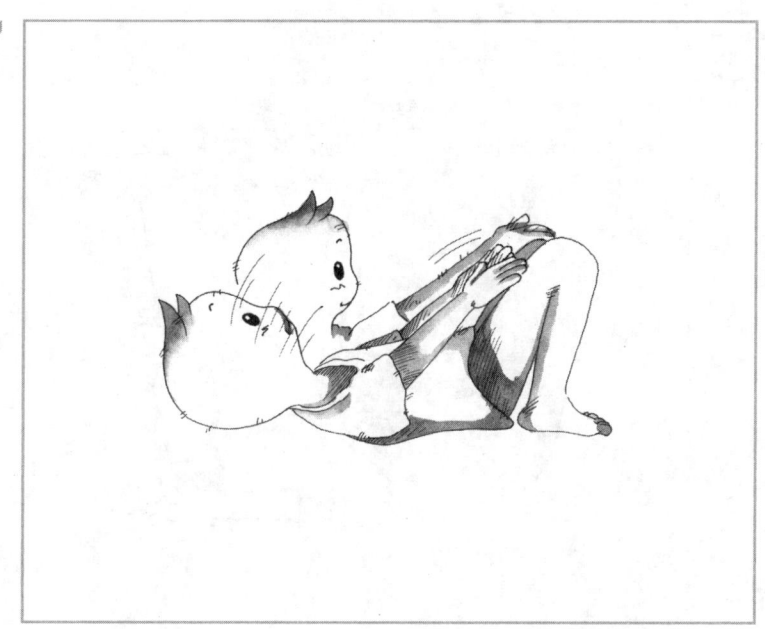

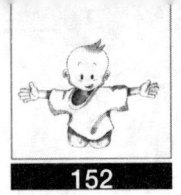

8. 누워 한 발을 꺽어 세우고 한 발은 차기

A. 반듯하게 누운자세에서 한쪽다리는 무릎을 세우고 반대쪽다리는 올려서 뻗고 있는 다리를 힐끗 위로 치켜 올린다.
B. 한 발은 내렸다 올렸다 하는 운동을 반복적으로 5~6회 한다.
C. 주로 다리에 힘을 주어 발을 뻗는 운동이다.

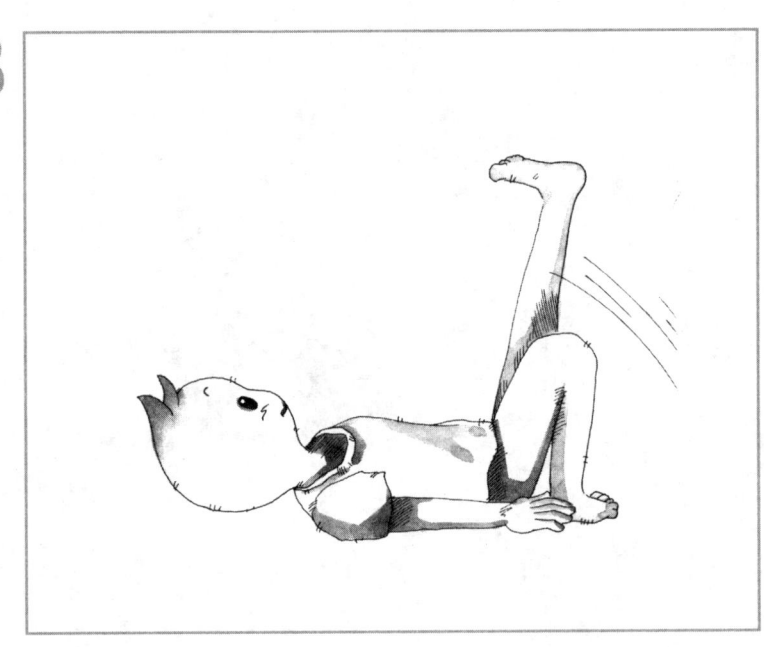

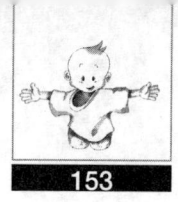

9. 엎드려 허리 제치기

A. 손을 가슴 옆으로 내려 잡고 허리를 최대한 세워 제낀다. 마치 바다 표범이 서있는 자세와 흡사하다.

B. 다리와 엉치에 힘이 간다. 이때 뻗은 다리는 굽혀서는 안된다. 팔에 힘을 주고 뻗어야 한다.

C. 이런 자세로 5~6회 반복 해야 한다.

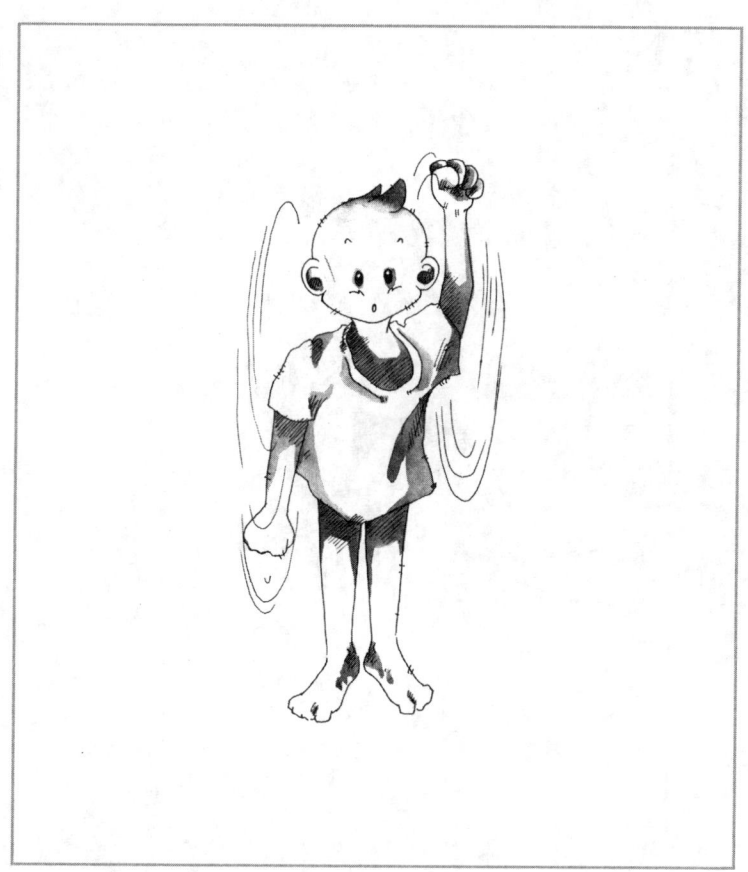

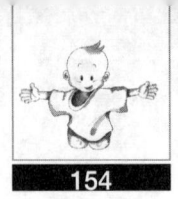

10. 팔을 휘두르면서 허리 돌리기

A. 양다리를 가지런히 하고 서서 양팔을 크게 원을 그리듯 머리 위로 휘여 넘긴다(돌린다).
B. 앞을 보고 양팔을 우로 좌로 크게 돌려 허리를 꺾는다.
C. 허리와 버티고 서있는 다리에 힘이 가게 한다.

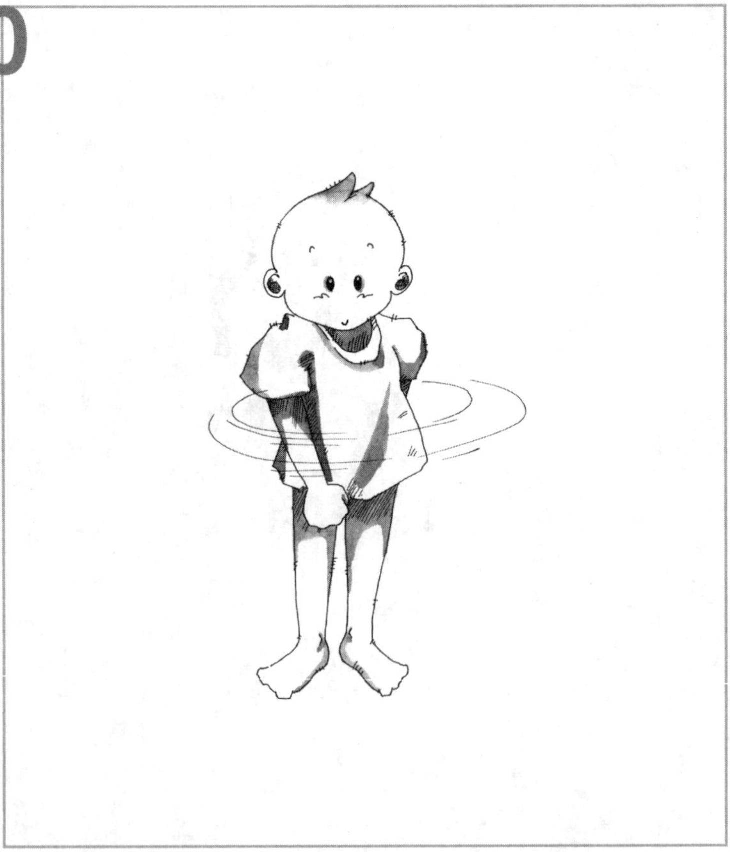

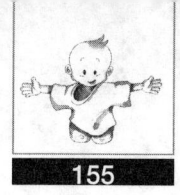

11. 가슴을 펴면서 앞으로 나가는 운동을 한다.

A. 양팔을 앞으로 올리면서 오른쪽 다리를 꺾어 앞으로 한발 내 놓는다.
B. 그러면서 상체를 힘껏 앞으로 튀여 나가듯 하면서 양팔을 뒤로 제낀다.
C. 오른쪽, 왼쪽 다리를 번갈아 가면서 팔을 뒤로 제끼는 운동을 5~6회 한다. 뻗는 다리와 가슴에 힘이 간다.

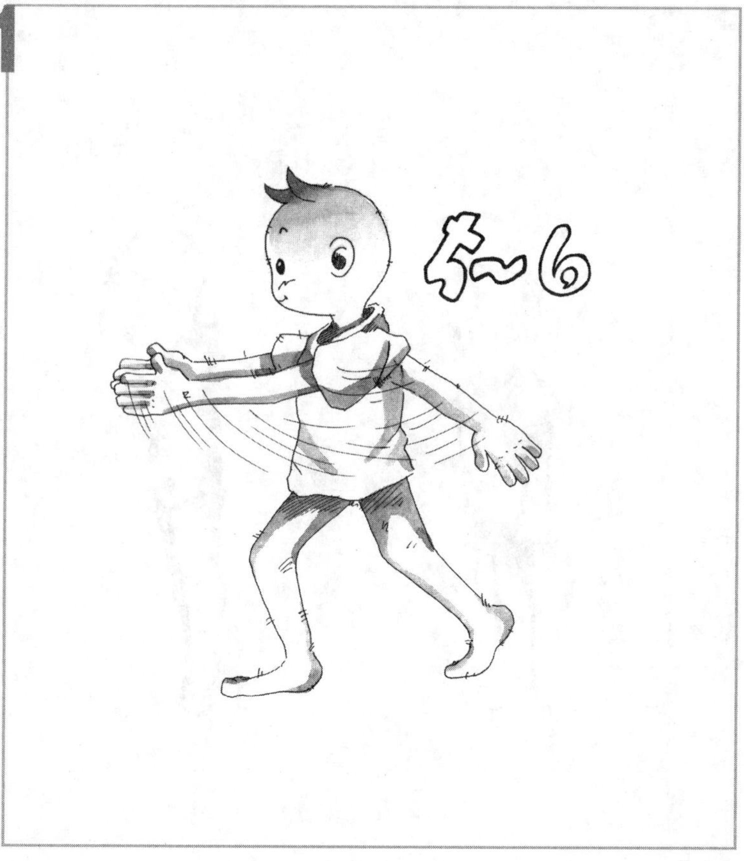

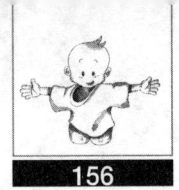

12. 서서 허벅지 마찰과 양팔 올려 하늘 위로 뛰기

A. 허리를 아래로 약간 굽혀 곧곧히 선 자세에서 양다리를 주물러 마찰을 한다.

B. 그러면서 양팔을 올려 힘껏 하늘로 치솟는다. 마치 하늘 위로 날으려는 자세와 같다.

C. 이와 같은 뛰기 운동을 4~5회 한다.

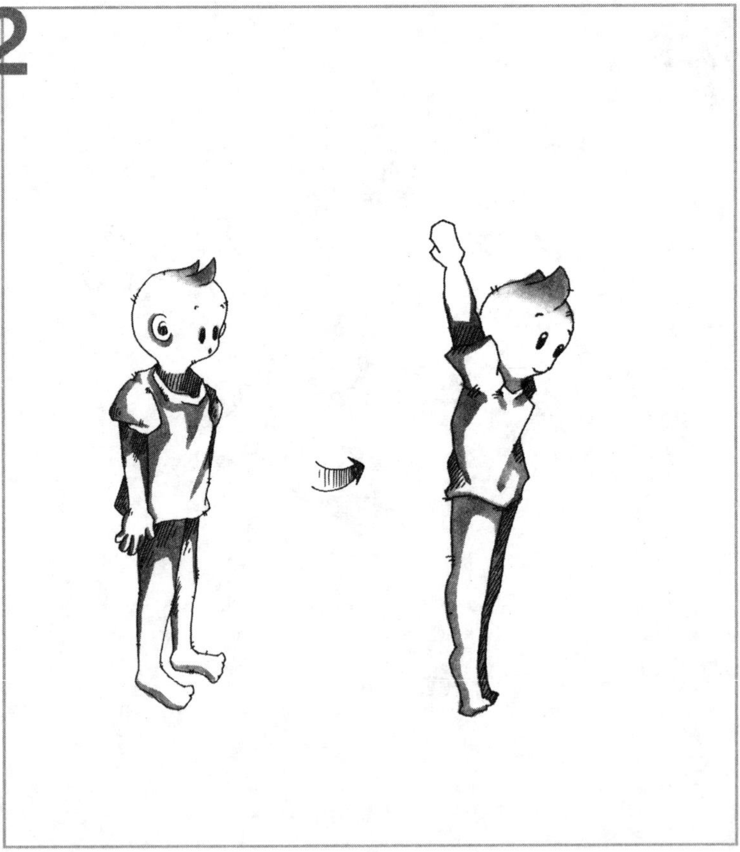

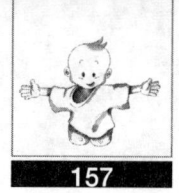

13. 허벅지 마찰과 서서 허리 제끼기 운동

A. 허리를 아래로 약간 굽혀 양다리를 주물러 마찰한다.
B. 양손을 뒷 짐에다 대고 힘껏 몸을 뒤로 제낀다. 앞 허벅지에 힘이 간다.
C. 이런 허리 재치기 운동을 4~5회 한다.

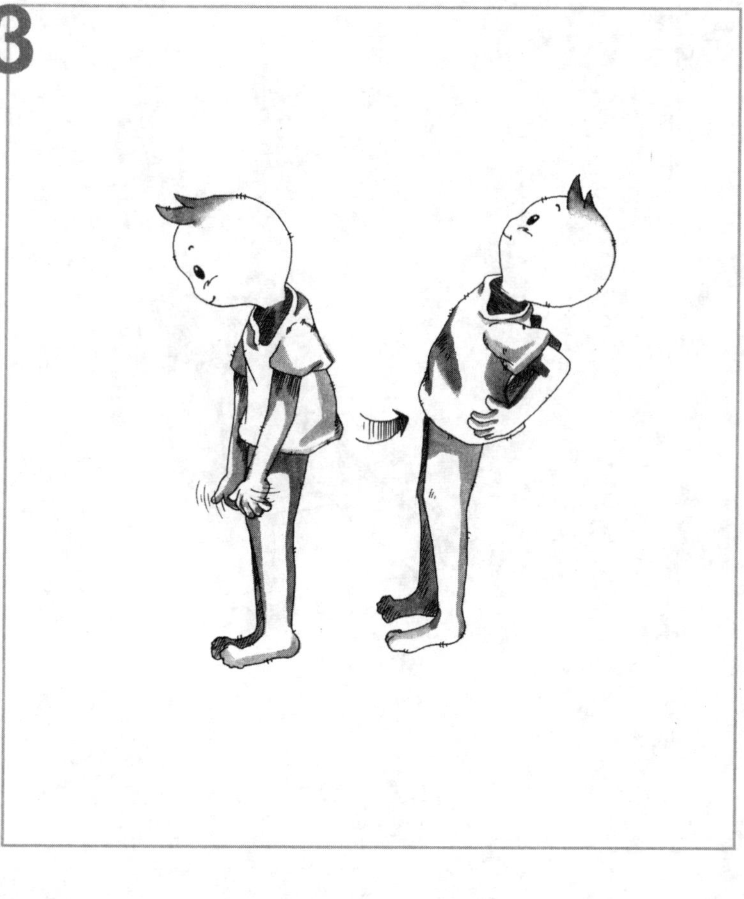

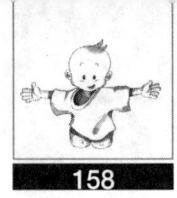

14. 의자에 앉아 운동을 한다.

A. 의자에 앉아 난간을 양손으로 집고 등받이 난간에 목을 기대면서 힘껏 제낀다.

B. 숨을 크게 들어 마시면서 상체를 등받이에 올려 놓고 가슴을 제치면서 발을 힘껏 뻗는다.

C. 이 운동을 반복적으로 5~6회 한다. 책상에 오래 앉아 있는 사람에게는 좋은 운동이다.

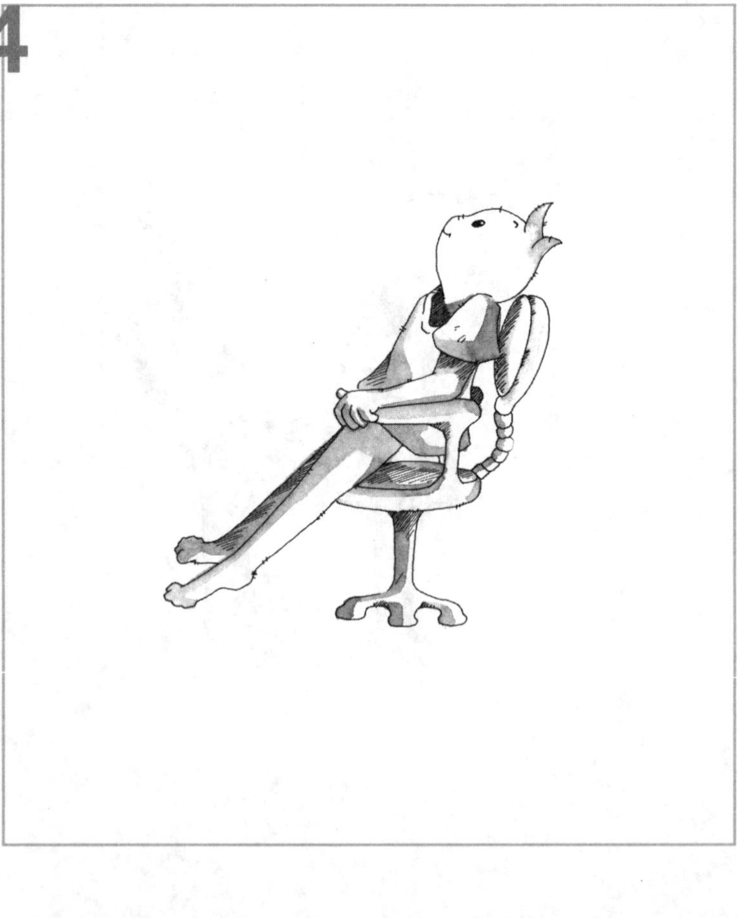

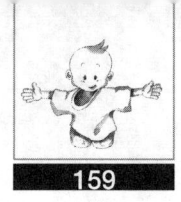

기구로 키를 크게 하는 성장 운동 기구

키를 크게 하기 위해서는 운동이 불가결한 필수 조건이므로 여러 가지 운동기구가 사용된다. 꼭 기구를 많이 가지고 운동을 할 필요는 없다. 기구 없이 신체운동을 할 수도 있다. 그러나 맨손으로 하는 운동과 기계를 이용하여 할 수 있는 운동에는 차이점이 있다. 기구 없이 맨몸으로 운동을 하면

첫째, 재미가 없다.
둘째, 기구는 좁은 공간이나 헬스장에서도 할 수가 있을 뿐만 아니라 집안에서도 할 수가 있다.

그래서 각종 운동기구가 생겨났다. 운동기구는 전신 운동에 유익한 기구가 있는가 하면 인체 부위 별로 운동이 되는 기구가 있다. 이 중에서도 특히 키를 키우기 위한 운동임으로 여기에 적합한 운동기구를 소개한다.

1. **런닝머신**—런닝머신은 기구에 올라 앞을 향해 걷기만 하된다. 사람이 기초 훈련에 걷는 것이 유효하듯이 일정한 공간 안에서 이 기구로 걷는 것은 전신운동이 될 수가 있다. 또 많이 걸으므로 다리 운동이 되고 키 성장에 유리할 수 있을 것이다. 그래서 키크는 운동으로 사용될 뿐만 아니라 살을 빼는 비만 운동, 심폐를 튼튼하게 하는 운동이 된다. 그러나 이 기구를 잘못 사용하면 관절이나 발목에 무리를 가해 피해를 얻는 경우가 있다. 런닝머신의 이용을 반드시 사전에 알아둘 필요가 있다. 비만 어린이가 이 운동 기구에 올라 운동을 하다보면 자신의 몸무게 때문에 다른 부작용을 얻게 된다. 유의해야만 할 점은 자기 몸무

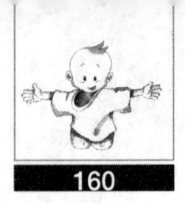

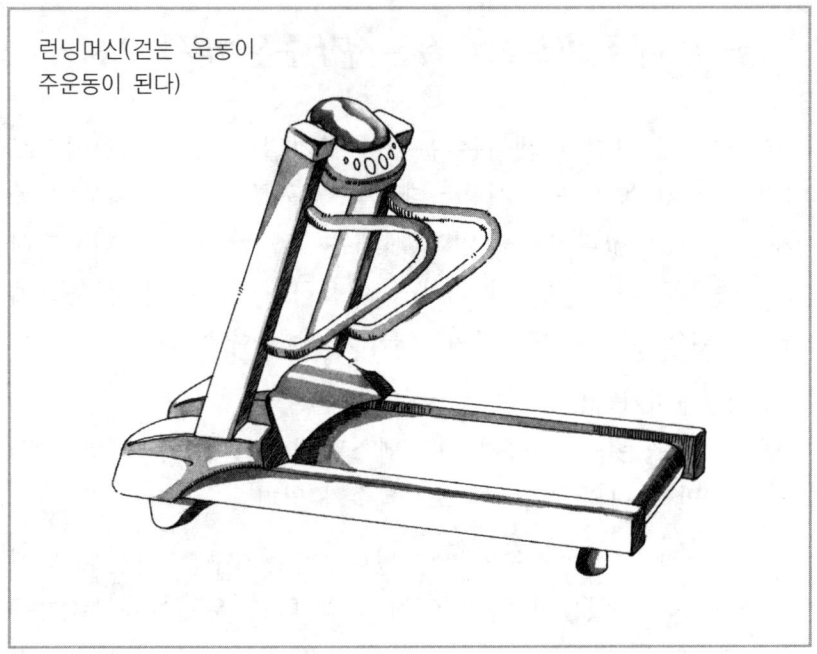
런닝머신(걷는 운동이 주운동이 된다)

게 평균치까지 체중을 내리고 이 런닝머신기를 사용하는 것이 꼭 필요하다. 몸무게가 많이 나가는 현재의 상태로 이 기구를 계속한다면 예기치 못한 많은 피해를 얻을 우려가 충분하다.

2. **웨디머신**-전신 운동용이며 값도 비싸다. 이 기구는 형편이 용이하다면 이용할 수도 있겠으나 엄밀히 말하자면 키가 크는 운동에는 적합하지 않다. 허리, 팔, 심폐 등 전신 운동에는 상당한 효과가 있을 수 있겠으나 관절이나 다리 운동에 집중하기만은 어렵다. 이런 기구는 청소년들에게는 자칫 과로와 함께 무리를 안겨주어서 키가 크는 운동에는 별로 효과를 얻기가 어려울 수도 있다.

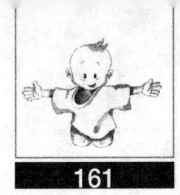

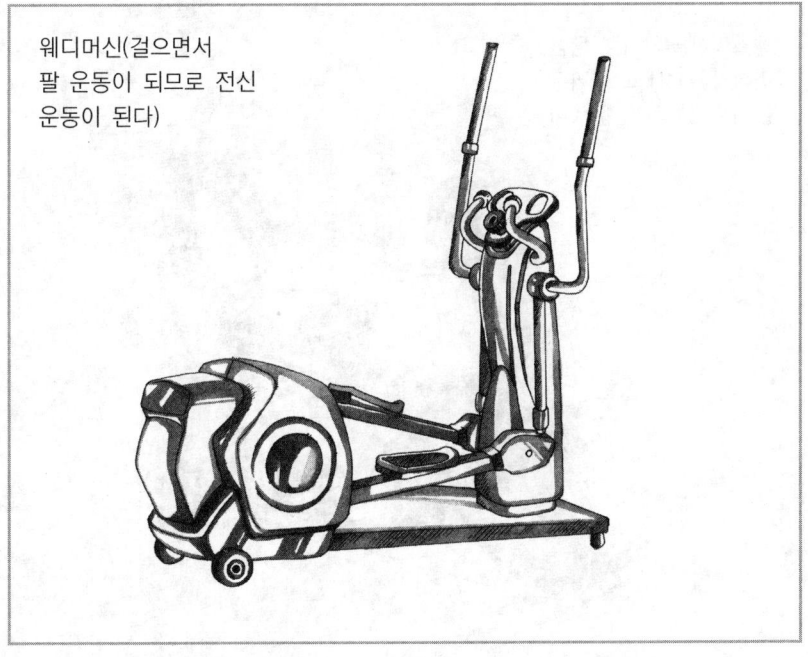

웨디머신(걸으면서 팔 운동이 되므로 전신 운동이 된다)

3. **헬스싸이클** - 사이클은 자전거를 타는 것과 같은 운동기구이므로 다리 운동에 큰 효과가 있다. 단지 앉는 자리가 문제로서 남자어린이의 경우는 전립선염의 우려가 없지 않아 있다. 기존의 사이클은 이런 단점을 불식하느라 등을 대고 앉아 다리만 움직여 타는 헬스싸이클이 개량되어 있다. 이런 헬스싸이클이라면 어깨받이에 등을 대고 다리만 돌리는 운동이므로 얼마든지 장시간 타도 별일이 없다. 필자는 한국발명진흥회 평가 위원인데 얼마전 JNB 스포츠사에서 출시된 JR 3000인 등받이식 헬스싸이클을 평가한 바 있었는 데 당시 이날 평가위원이 모두 7명이었는데 이 헬스싸이클이 키 성장 운동에 촉진할 것으로 품평을 받은바 있다.

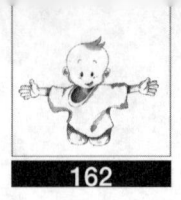

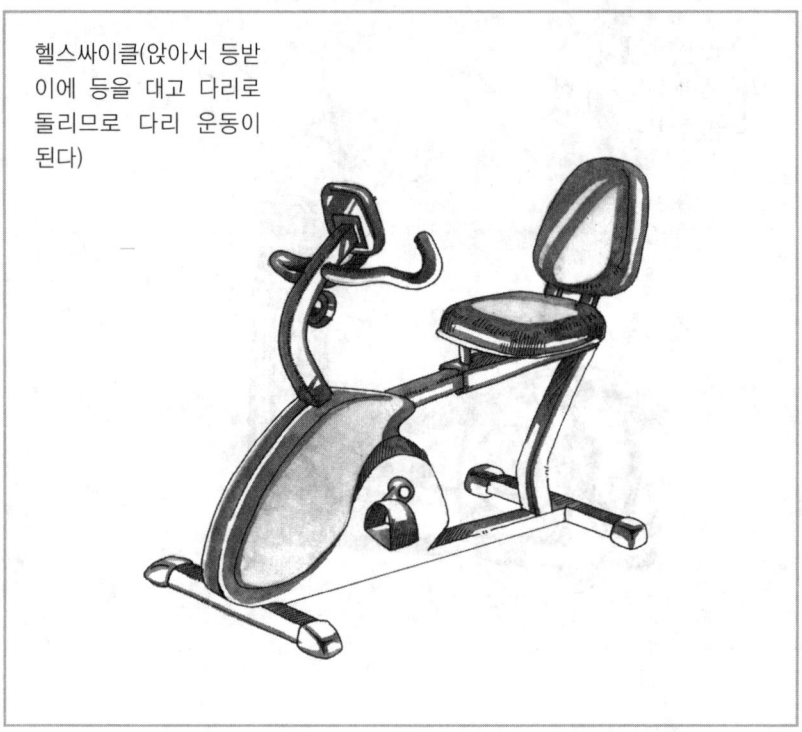

헬스싸이클(앉아서 등받이에 등을 대고 다리로 돌리므로 다리 운동이 된다)

4. **헬스 키** - 이것은 고무밴드 운동 기구인데 벌써 필자가 10여년 전부터 어느 제품회사가 품평을 의뢰해 와서 면밀히 검토한 결과 전신운동 기구로 유익하고 키가 크는 운동에서 필요로 할 것이라는 품평글을 어느 스포츠 잡지 서문에 썼던 적이 있다. 근래 들어 시류를 탄 이와 유사한 기구들이 수없이 시중에 나돌고 있는데 밴드에 금장식을 달아 이것이 한방 침요법의 경혈을 자극해 더욱 효과가 있다는 광고를 하고 있는 것을 보았다. 키 역시 전신운동은 물론 척추나 다리 운동에 효과가 있을 것이므로 키크는 운동으로서는 효과적이라고 할 수가 있겠다.

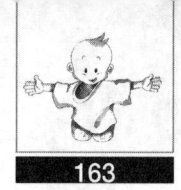

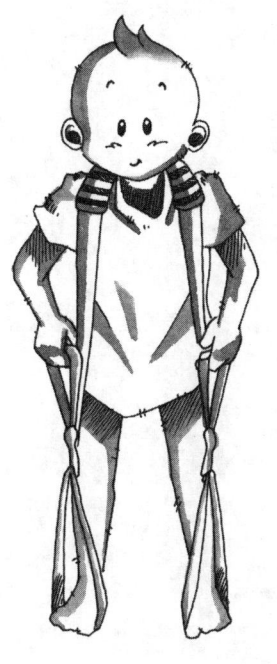

헬스 키(이 운동은 사
가 동시에 움직여지
과정에서)

　이상과 같은 운동기구들은 전신이나 아니면 키 성장운동에 도움을 확실하게 줄 것이다. 다만 앞에서 잠시 설명한 바와 같이 운동 과정에서 기구운동을 하기 전에 전문가와 신체검사나 지시를 반드시 따르는 것이 필요할 것이다. 무리하여 뜻밖의 부작용을 일으킬 수 있으므로 상의하는 것이 현명하다. 그러므로 어느 일간지와 잡지에 소개된 강남의 모병원은 개개인의 건강상태에 어울리는 [맞춤운동 프로그램]을 광고하고 있는 것을 보면 반드시 전문가의 지시에 따라야 할 것은 당연한 일이다.

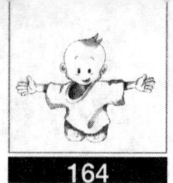

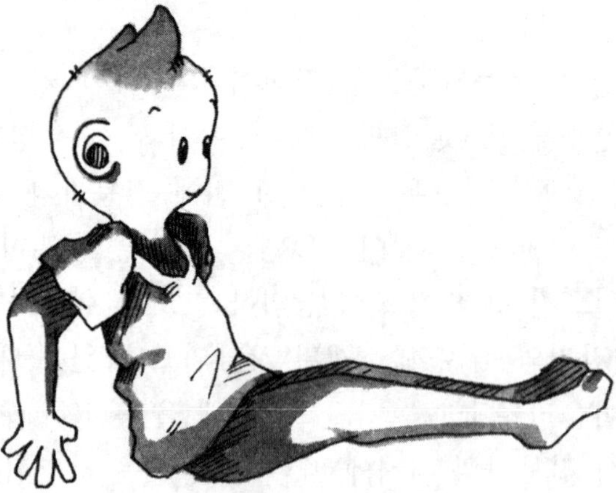

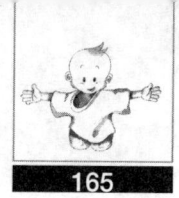

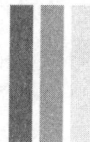 운동 부족이 성인병 부른다.
(그림으로 운동을 따라해 봅시다.)

헬스·키 운동은 사지가 동시에 움직여지는 과정에서

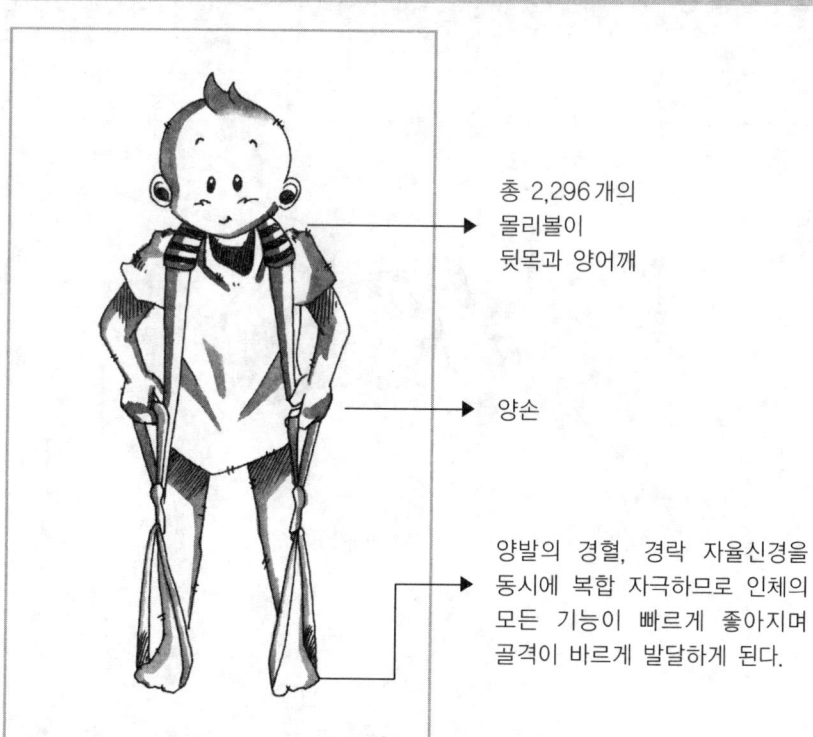

총 2,296개의
몰리볼이
뒷목과 양어깨

양손

양발의 경혈, 경락 자율신경을
동시에 복합 자극하므로 인체의
모든 기능이 빠르게 좋아지며
골격이 바르게 발달하게 된다.

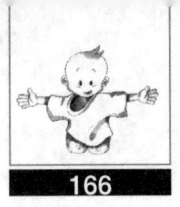

몸 모양, 몸 기능은 이렇게 살린다.

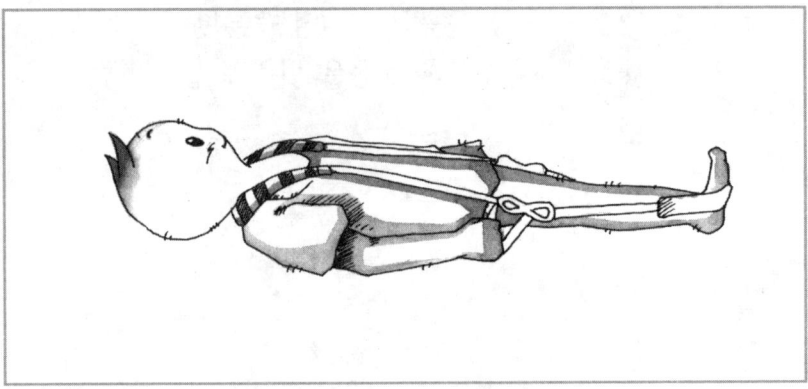

▲ 몸을 펴 당기며 목넘겨주기-목선이 살며 머리가 맑아진다.

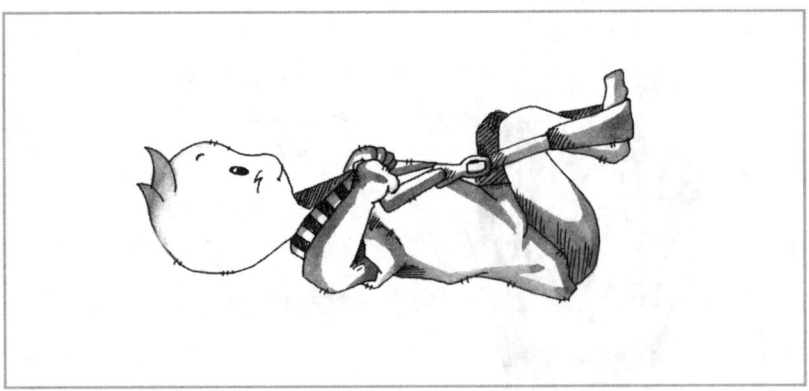

▲ 양무릎 굽혀 당기기-어깨선이 살며 다리가 길어진다.

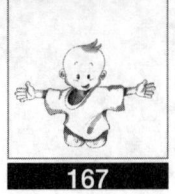

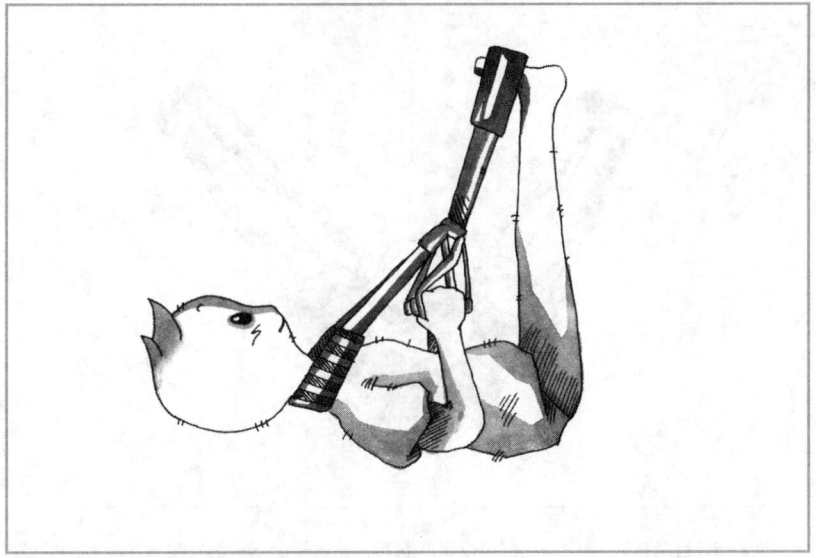

▲ 발바닥 당겨 허리 다리 펴주기-허리선이 살며 다리가 날씬해진다.

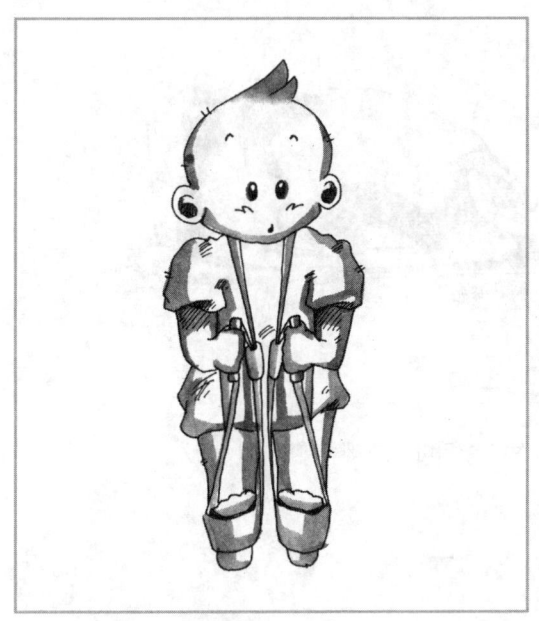

◀ 상체 일으켜 허리 바로 세우기-가슴선이 살며 척추가 바르게 펴진다.

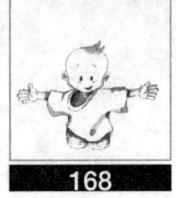

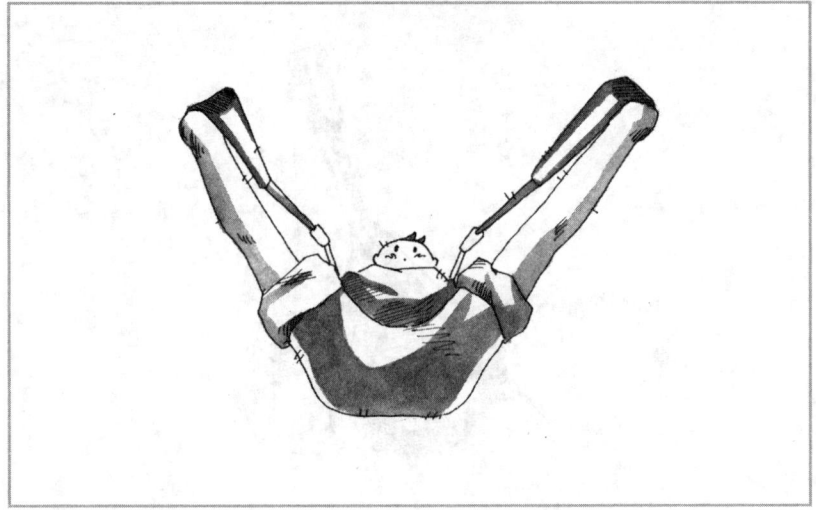

▲ 양 다리 올려펴기-골반을 풀어주며 뱃살을 잡아준다.

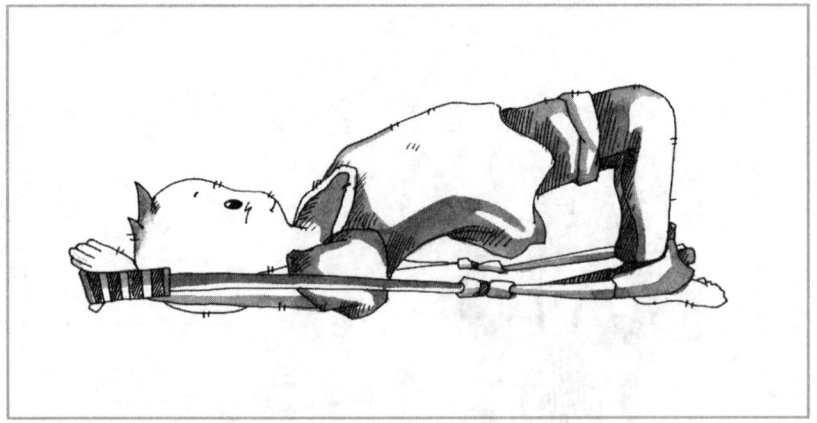

▲ 몸통 들어 온몸 늘리기-전신이 풀리며 몸매에 균형이 잡힌다.

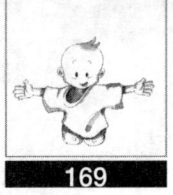

키 크기 운동 요법 A

1

★ 반듯하게 누워 두 팔을 머리 위로 쭉 뻗으며 양 다리도 힘껏 뻗는다.

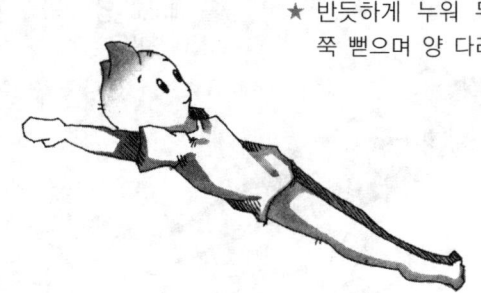

★ 허리에 힘을 주고 양 팔을 앞으로 뻗으면서 다리를 치솟게 한다.

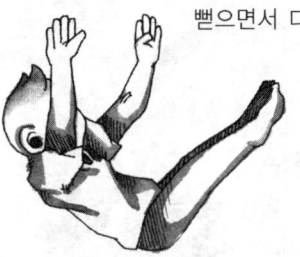

★ 앉은 자세에서 뻗은 양 다리를 끌어 앉는다.

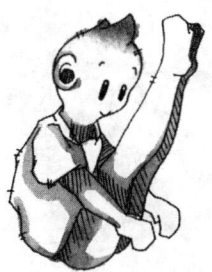

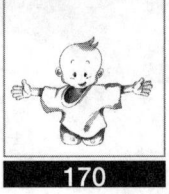

키 크기 운동 요법 A

2

★ 팔을 내리고 양 다리를 가지런히 힘 주어 내 뻗는다.

★ 허리를 바닥에 대고 양 팔을 가지런히 한 다음 양 다리를 올려 뻗는다.

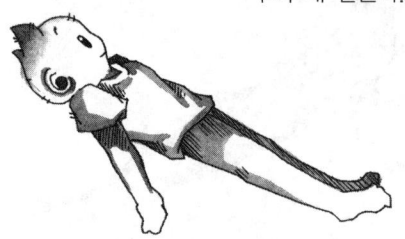

★ 등을 바닥에 대고 양 팔을 자리에 짚고 허리와 양 다리를 머리위까지 올려 다리를 올렸다 내렸다 반복한다(무릎을 굽혀서는 안된다).

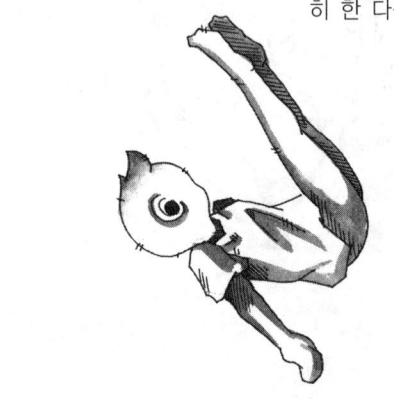

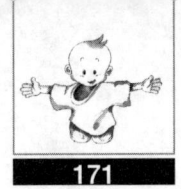

키 크기 운동 요법 A

3

★ 힘껏 허리를 돌려서 팔을 뻗는다. 좌우로 한다.

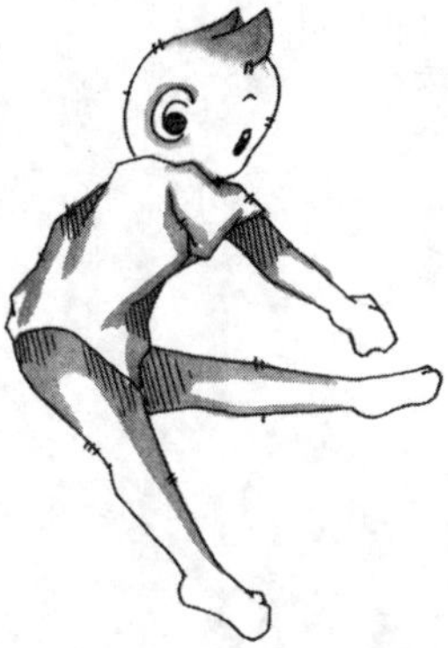

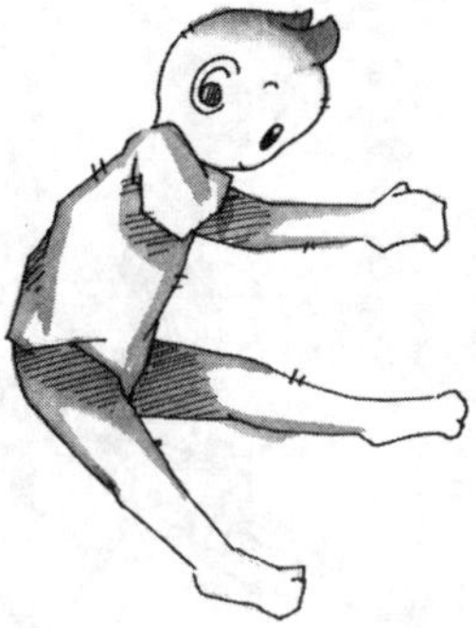

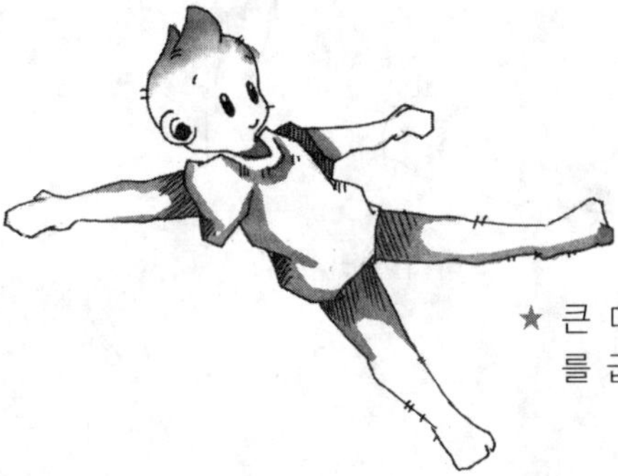

★ 큰 대(大)자 운동을 그린다. 팔 다리를 굽혀서는 안된다.

★ 한 다리를 바꾸어 직각으로 쭉 펴서 올린다.

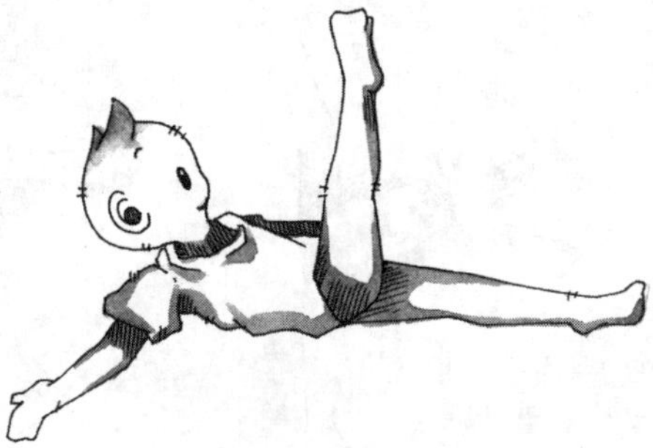

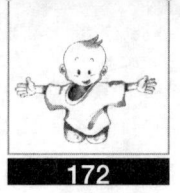

키 크기 운동 요법 A

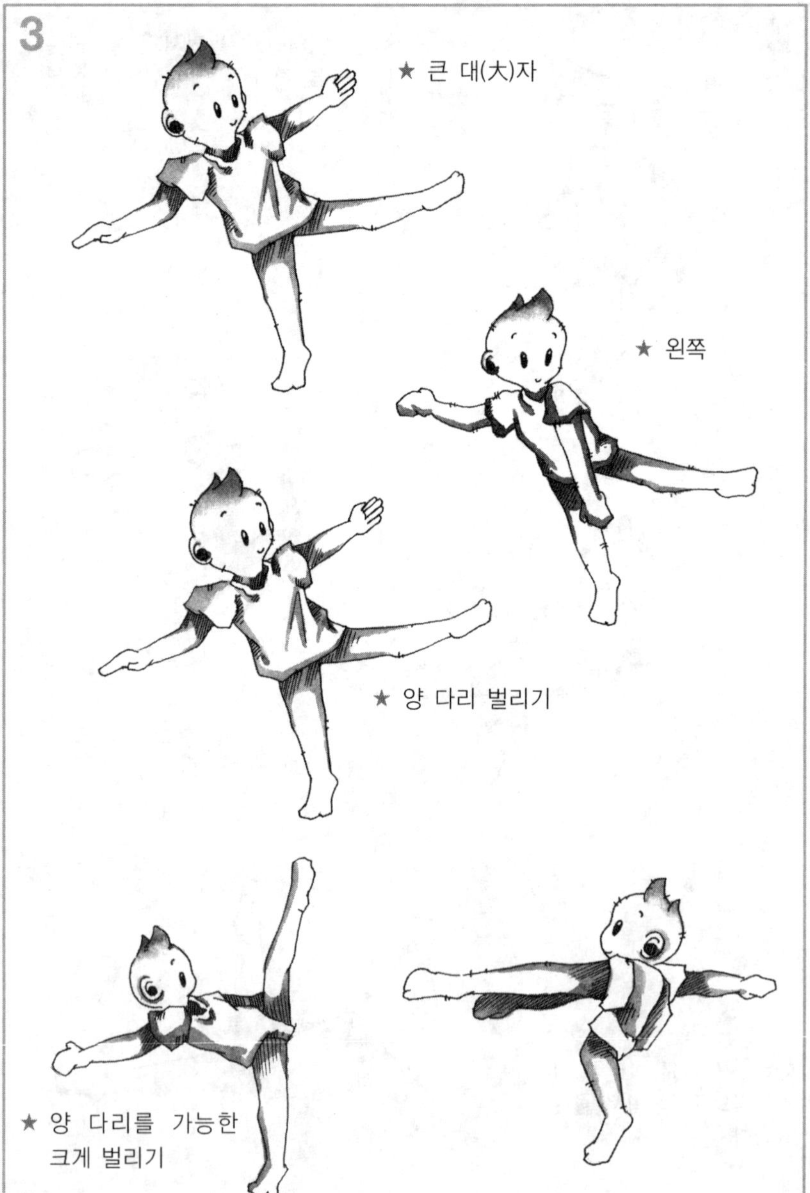

3

★ 큰 대(大)자

★ 왼쪽

★ 양 다리 벌리기

★ 양 다리를 가능한 크게 벌리기

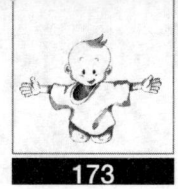

키 크기 운동 요법 A

4

★ 엎드린 자세에서 양 다리를 번갈아 가며 뒤로 뻗기

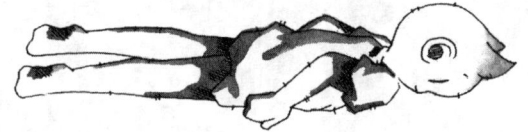

★ 엎드린 자세에서 양 다리를 번갈아 가며 뒤로 많이 뻗기

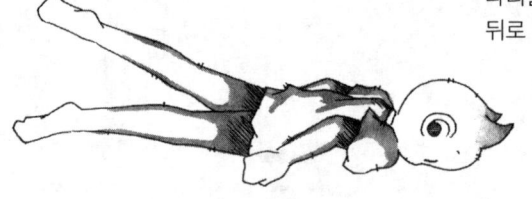

★ 엎드린 자세에서 양 다리를 번갈아 가며 뒤로 굽혀 뻗기

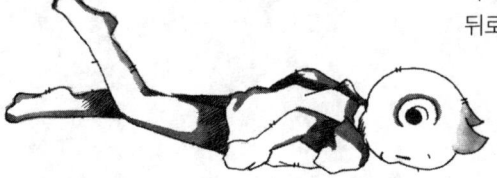

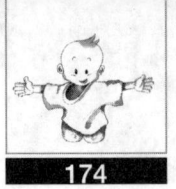

키 크기 운동 요법 A

5

★ 양 다리와 팔에 힘을 주어 허리를 굽혔다 폈다를 반복한다.

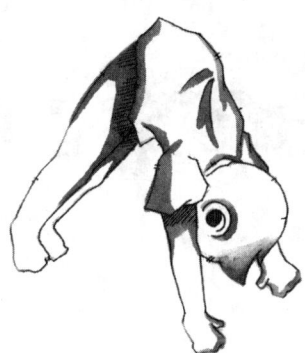

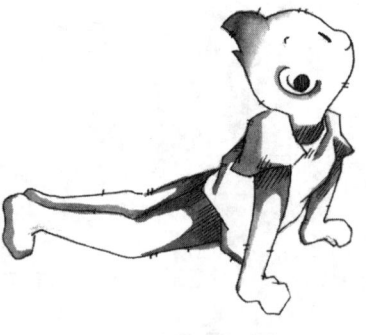

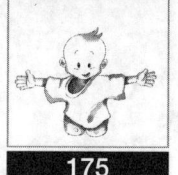

키 크기 운동 요법 A

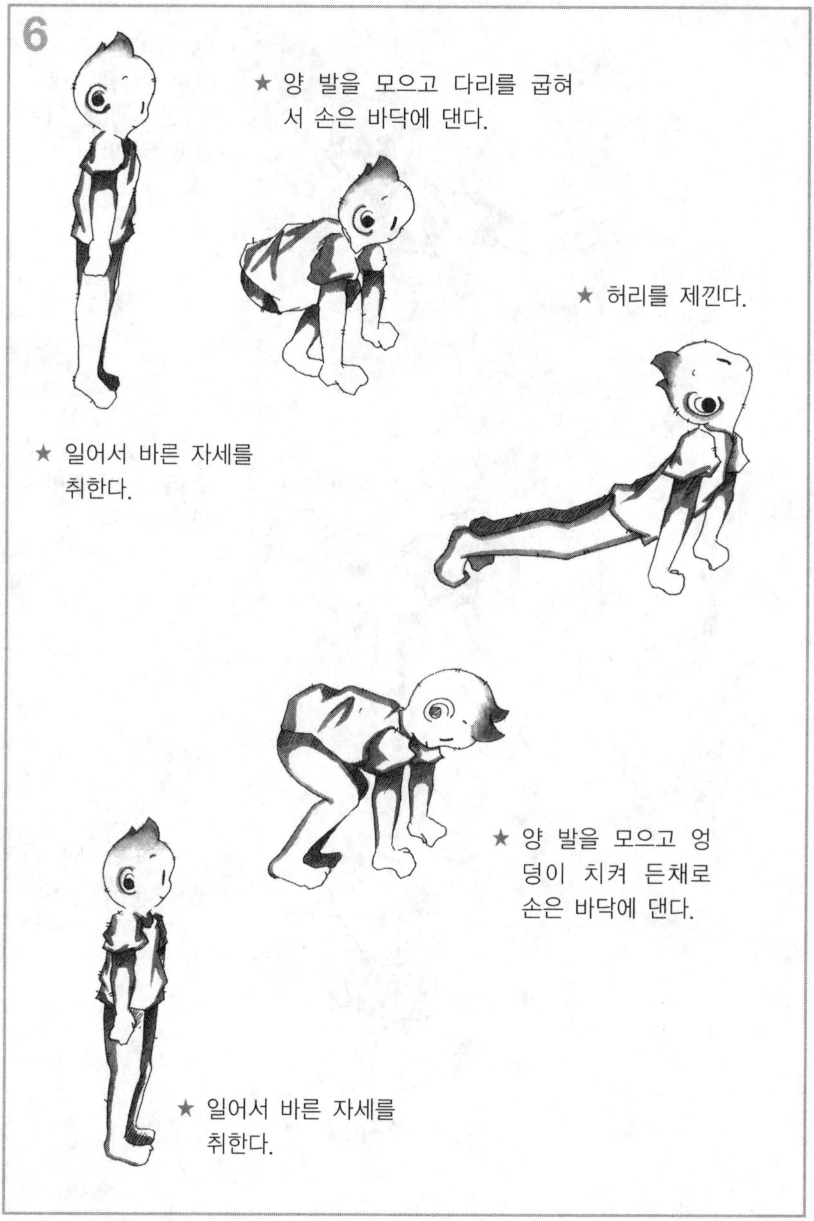

6

★ 양 발을 모으고 다리를 굽혀서 손은 바닥에 댄다.

★ 허리를 제낀다.

★ 일어서 바른 자세를 취한다.

★ 양 발을 모으고 엉덩이 치켜 든채로 손은 바닥에 댄다.

★ 일어서 바른 자세를 취한다.

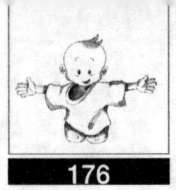

키 크기 운동 요법 A

7

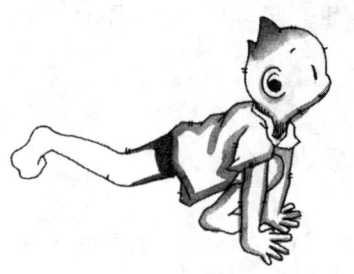

★ 한 다리는 앞으로 굽혀 가슴에 대고 또 한 다리는 뒤로 힘껏 뻗는다.

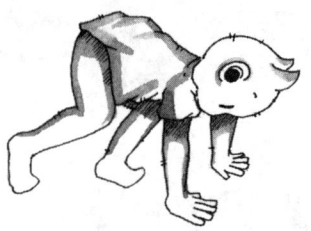

★ 바닥에 양 손을 짚고 굽혀 뛸 준비자세를 취한다.

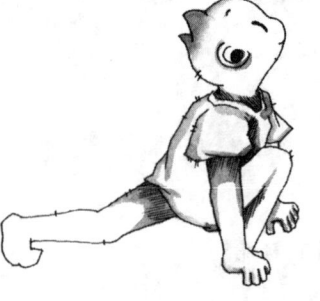

★ 한 다리를 길게 뒤로 뻗어 앉은 자세에서 허리를 제낀다.

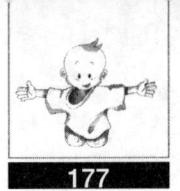

키 크기 운동 요법 A

8

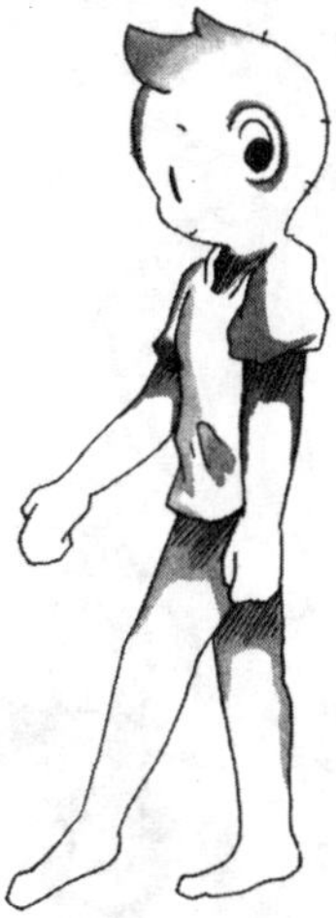

★ 무릎을 굽히지 말고 걷는 자세를 취한다.

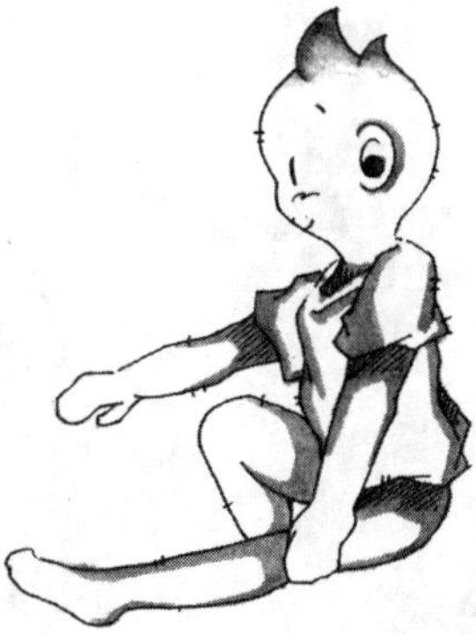

★ 앉은 자세에서 한 다리를 굽히지 말고 뻗는다.

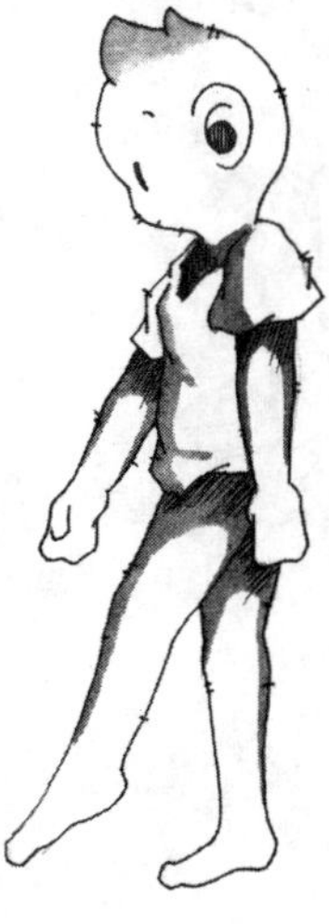

★ 발끝을 힘주어 걷는 자세를 취한다.

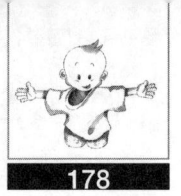

키 크기 운동 요법 A

9

★ 서서 팔뻗어 몸통 돌리기

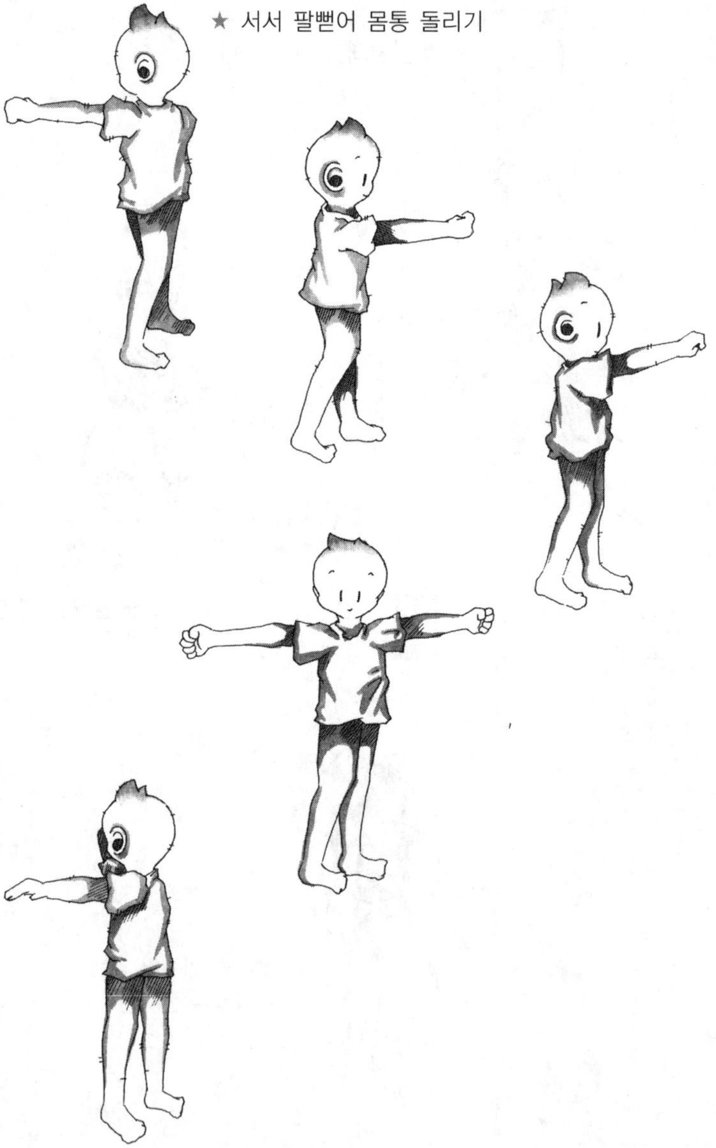

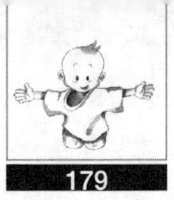

키 크기 운동 요법 A

10

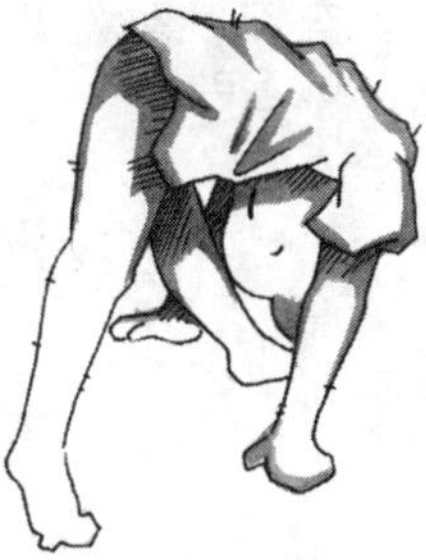

★ 허리를 굽혀 좌측 다리 사이로 뒤를 본다. 그리고 일어서 양 팔을 올리고 우측으로 굽혀 뒤로 본다.

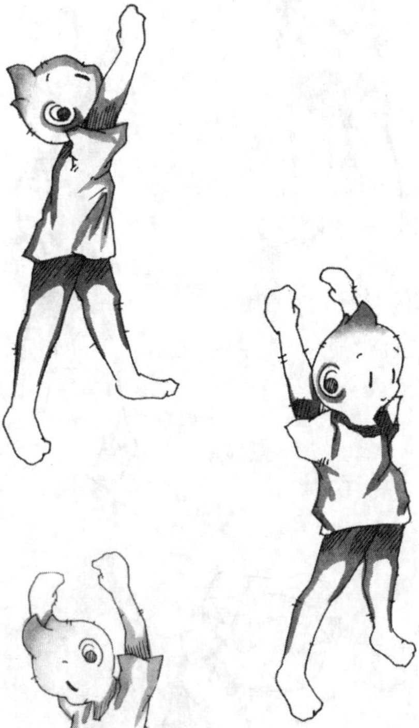

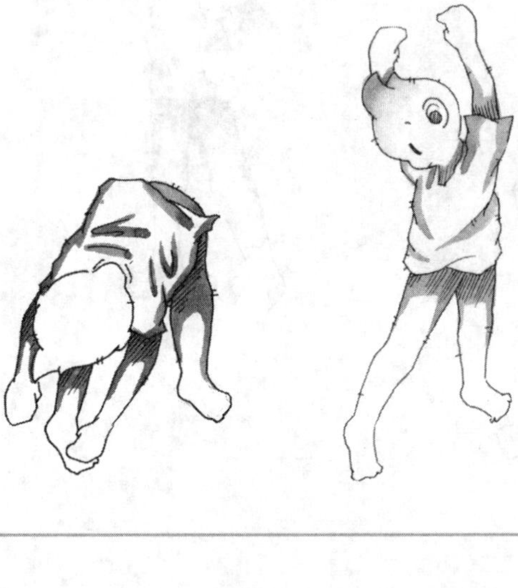

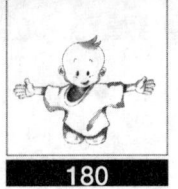

키 크기 운동 요법 A

11

★ 옆꾸리가 펴지게 좌우로 팔을 번갈아 올린다.

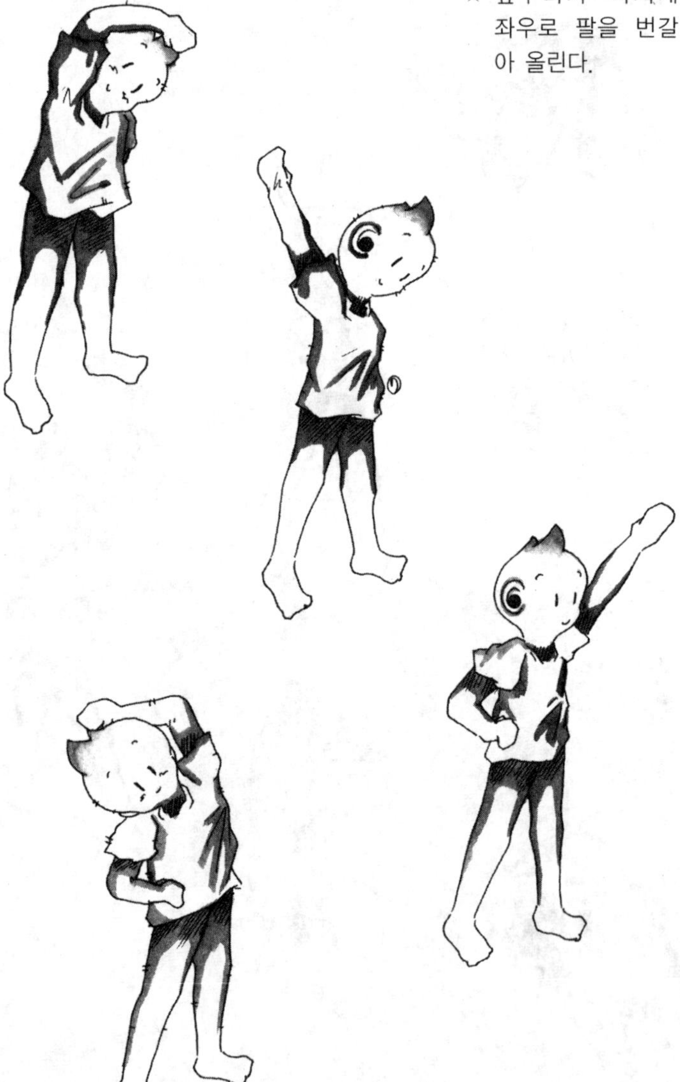

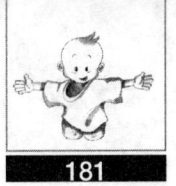

키 크기 운동 요법 B

1

★ 윗몸일으키기 하듯이 양 팔을 깍지 끼고 일어났다 누웠다 반복한다. 얼굴이 다리에 닿도록 허리를 최대한 구부린다.

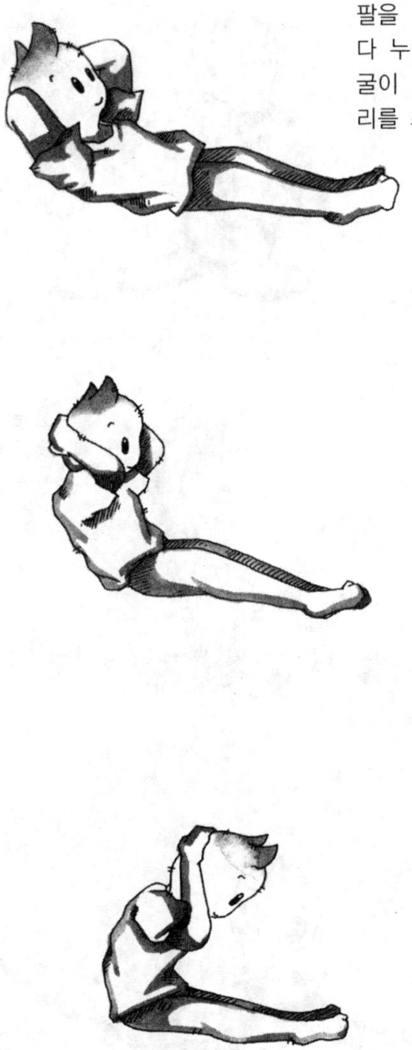

키 크기 운동 요법 B

2

★ 앉아서 상체는 그대로 펴고 다리를 번갈아 가며 좌우로 뻗는다.

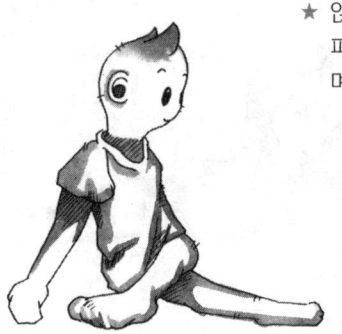

★ 엉덩이만 바닥에 대고 양 다리를 올렸다내렸다 반복한다.

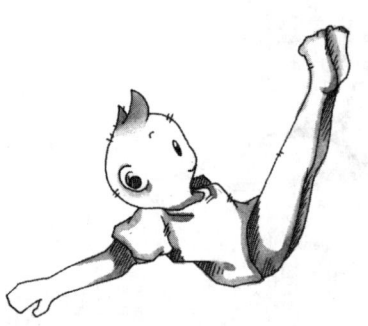

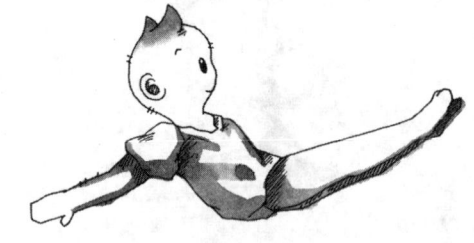

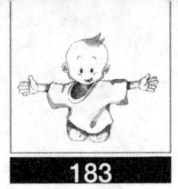

키 크기 운동 요법 B

3

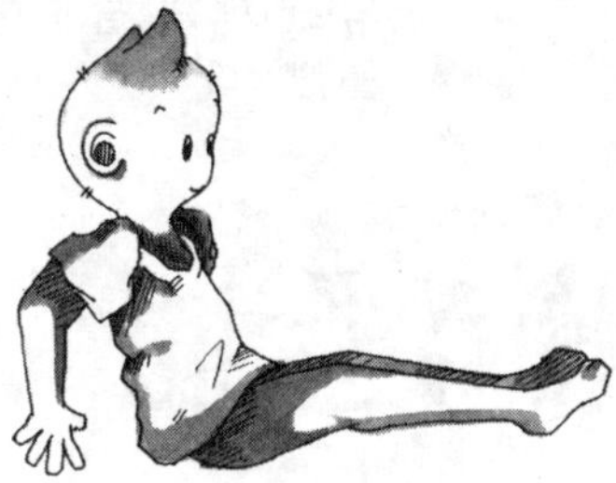

★ 앉아서 양 다리를 쭉 뻗었다 굽혔다 올렸다 다시 내린다.

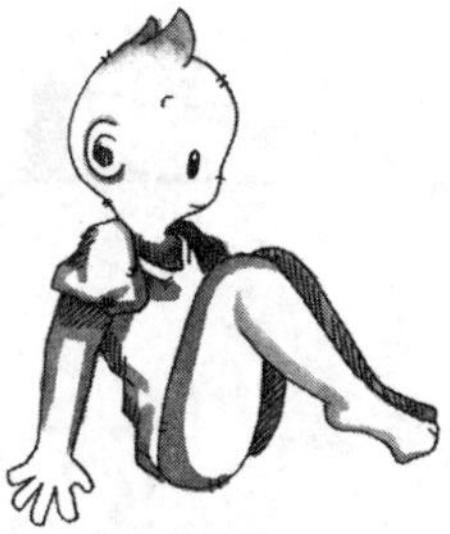

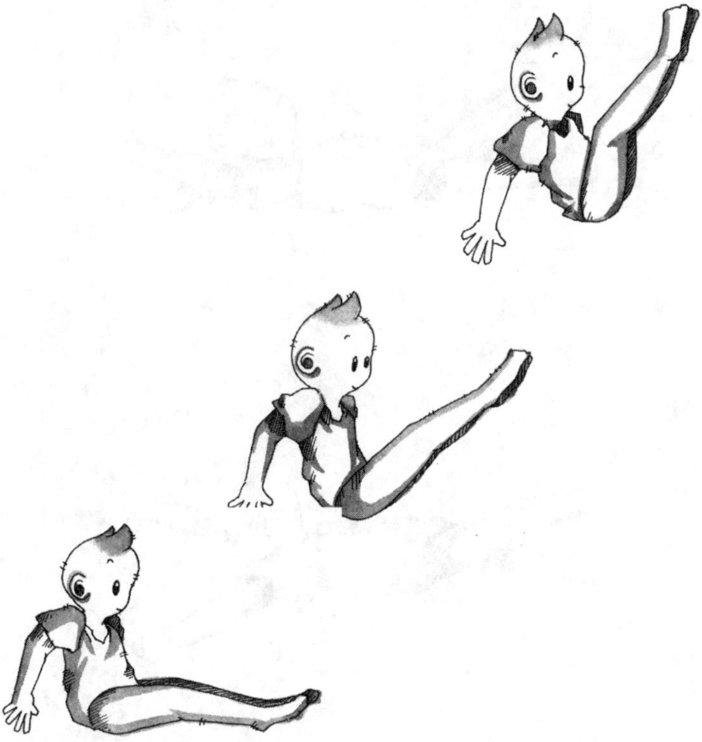

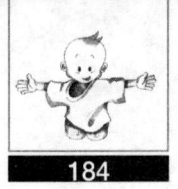

키 크기 운동 요법 B

4

★ 엎드린채 양 팔과 다리를 뻗는다.

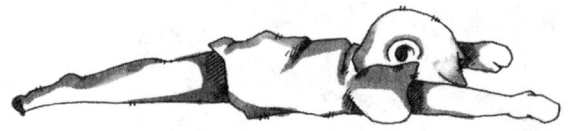

★ 다리와 팔을 교차해서 치켜 든다.

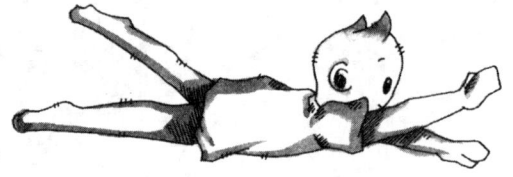

★ 다리와 팔을 교차해서 번갈아 치켜 든다.

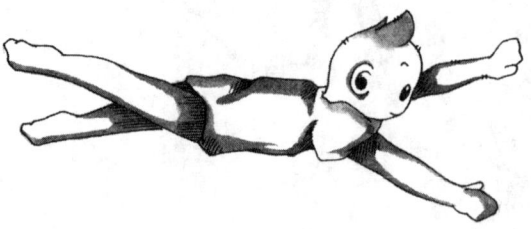

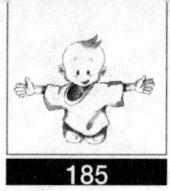

키 크기 운동 요법 B

5

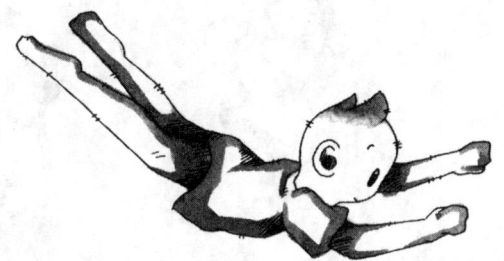

★ 엎드린 자세에서 배에 힘을 주고 양 다리와 팔을 치켜 올린다.

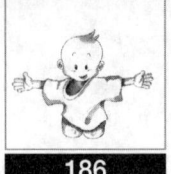

키 크기 운동 요법 B

6

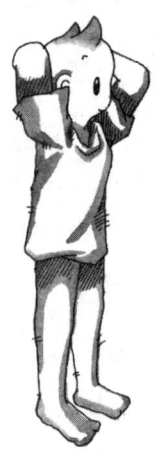

★ 바른 자세로 서서 양 팔을 올려 머리를 뒤로 감싼다. 앉았다 일어섰다를 반복한다.

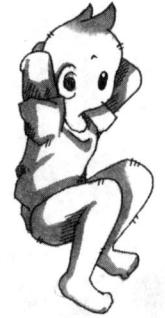

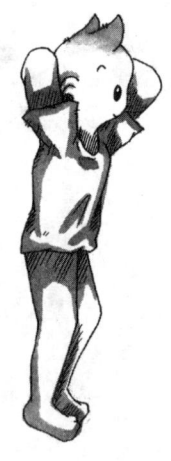

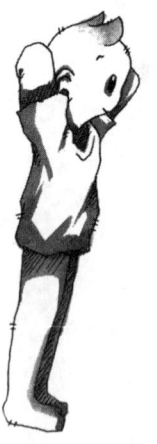

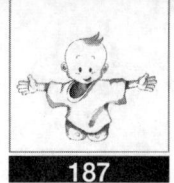

키 크기 운동 요법 B

7

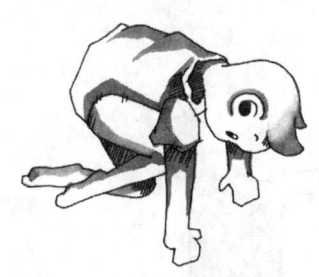

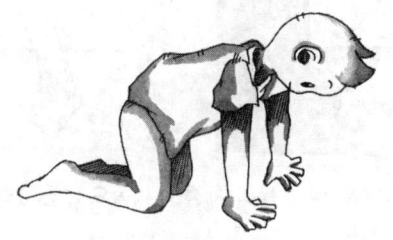

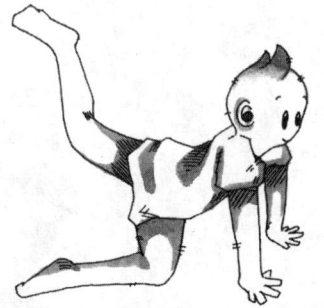

★ 웅크린 자세에서 한쪽씩 다리를 굽혔다 뒤로 차는 운동을 반복한다.

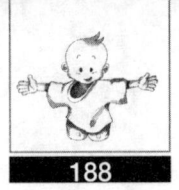

키 크기 운동 요법 B

8

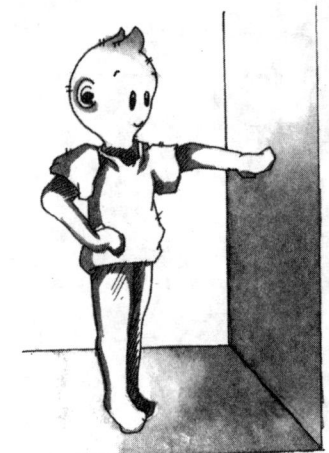
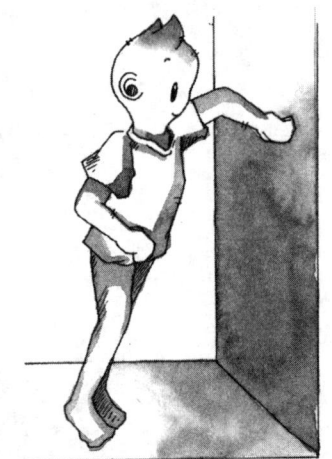

★ 한 손으로 벽을 짚고 몸의 체중을 벽쪽으로 옮겼다 왔다 한다.

9

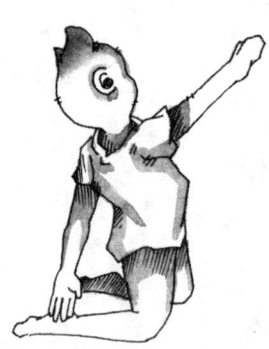
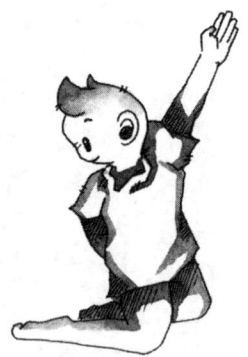

★ 무릎을 꿇고 한쪽 팔은 위로 또다른 팔은 아래로 한 상태에서 허리와 어깨를 돌린다. 뒤 발바닥을 닿으려고 애쓴다.

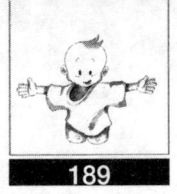

키 크기 운동 요법 B

10

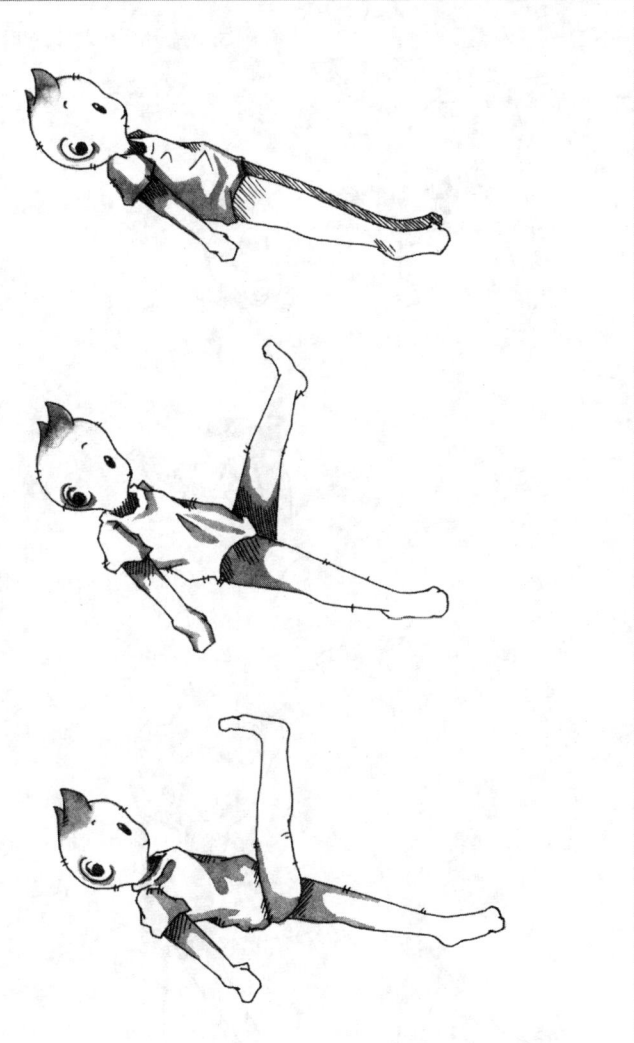

★ 반듯하게 누운 자세에서 다리를 90도 각도로 올렸다 내렸다한다. 배에 힘을 준다.

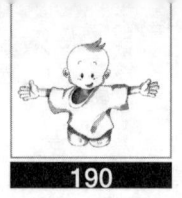

키 크기 운동 요법 B

11 ★ 허리를 비틀면서 굽혔다 폈다한다.

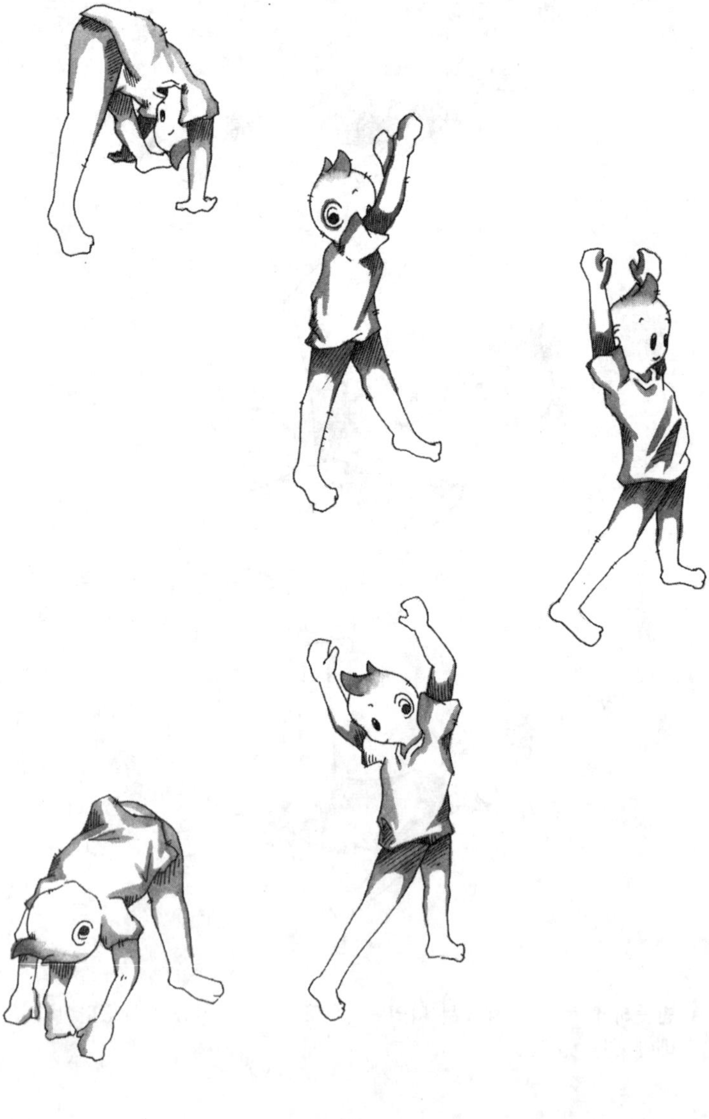

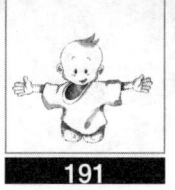

키 크기 운동 요법 C

1

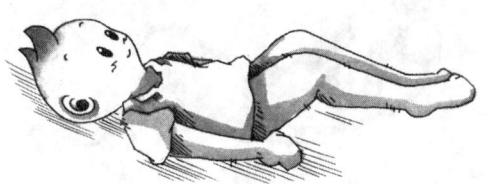

★ 반듯하게 누워 다리를 조금 들어올린다.

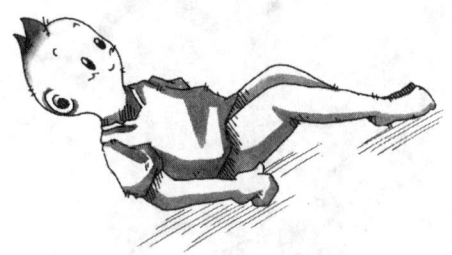

★ 반듯하게 누워 다리를 조금 들어올린다음 상체를 조금 일으키고 고정한다.

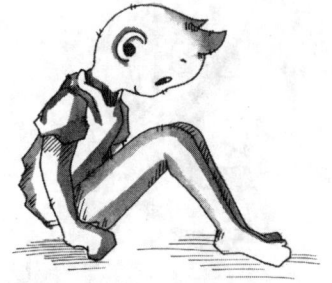

★ 위의 운동을 한 다음 점점 상체를 일으킨단.

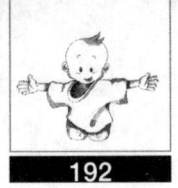

키 크기 운동 요법 C

2

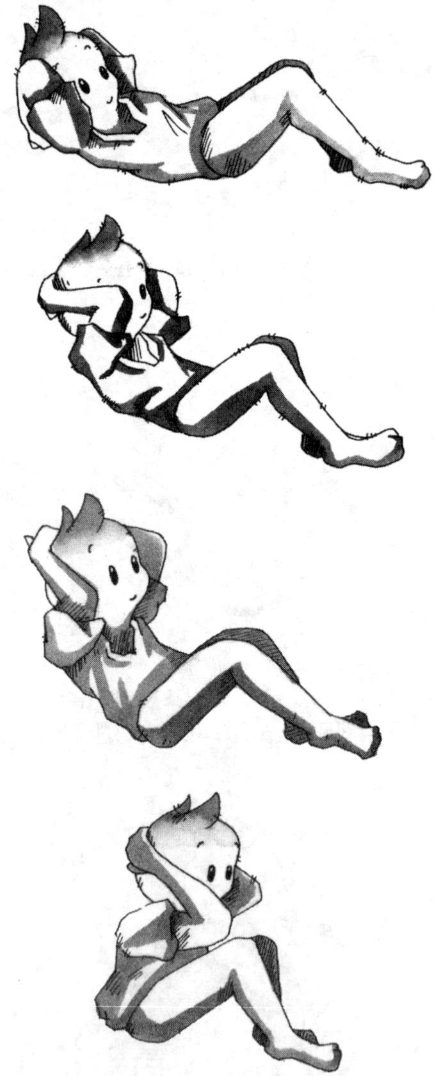

★ 머리에 깍지를 끼고 상체를 일으켰다 누웠다한다. 이 운동은 굽혔다 폈다 한다고 트렁크(Trunk 여닫는다고)운동이라고 한다.

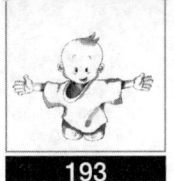

키 크기 운동 요법 C

3

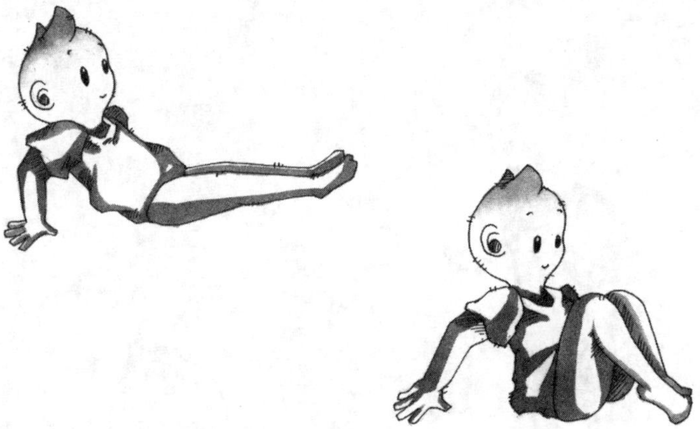

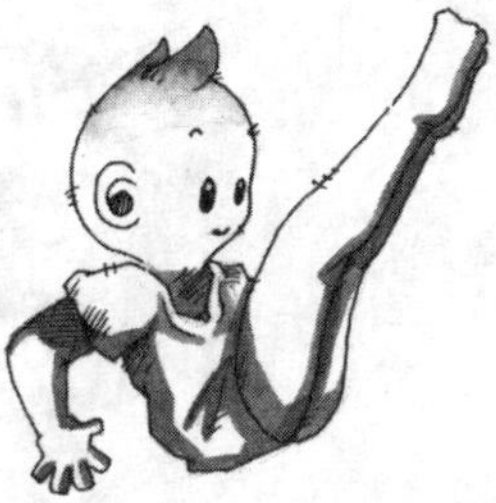

★ 다리를 모아 앞으로 쭉 뻗고 팔을 뒤로 짚고 앉는다. 발을 당겼다 위로 치켜들었다 내렸다를 반복한다.

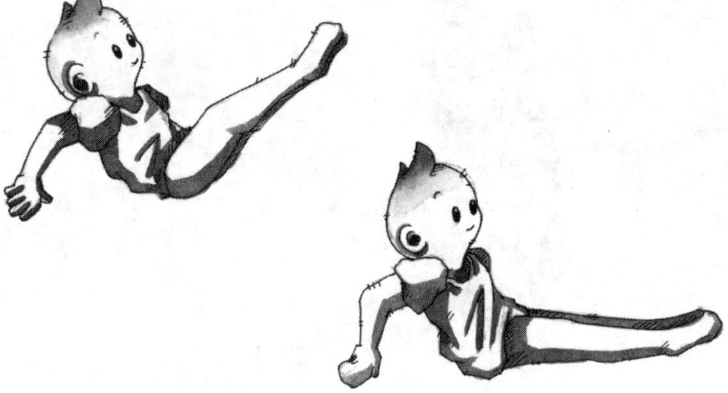

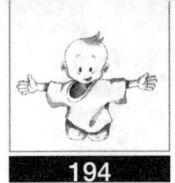

키 크기 운동 요법 C

4

★ 허리에 힘을 주고 섰다 앉았다하는 각력운동을 한다.

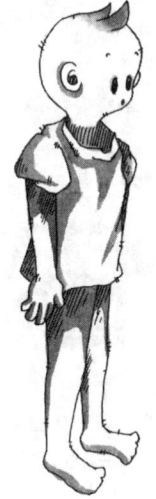
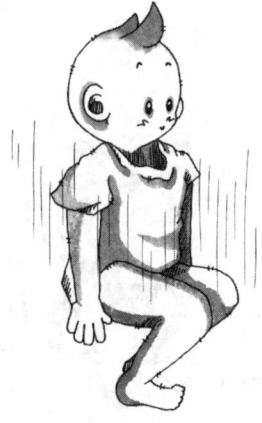
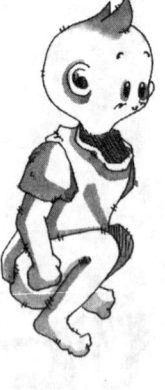

키 크기 운동 요법 C

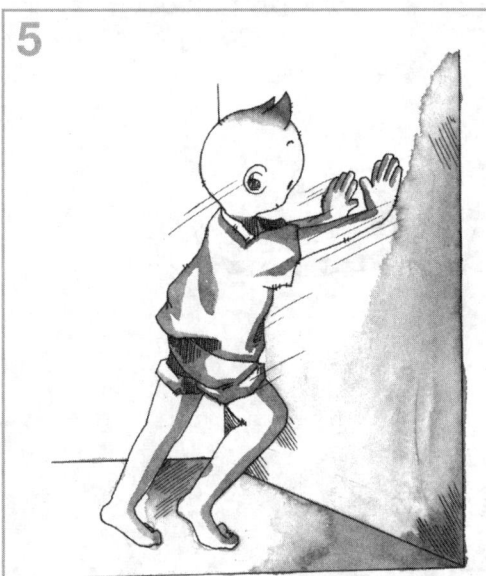

5

★ 허리에 힘을 주고 한쪽 다리는 세워 약간 굽혔다하면서 버티고 있는 다리에 힘이 가도록 한다.

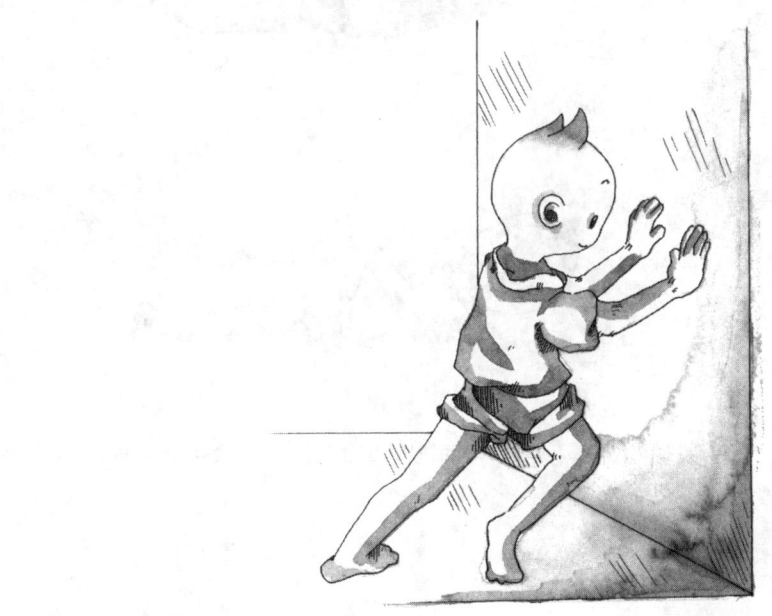

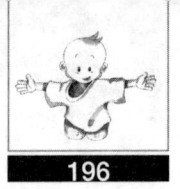

키 크기 운동 요법 C

6

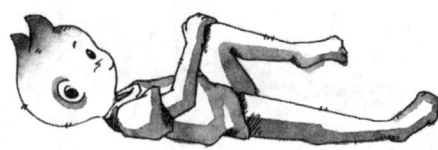

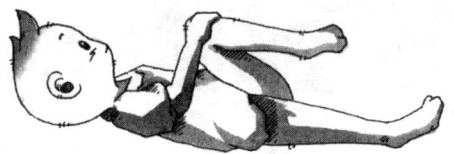

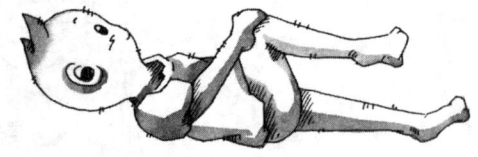

★ 무릎을 잡아당겨 잠시 정지하였다가 놓아준다. 양쪽을 번갈아 바꾸어 가면서 한다.

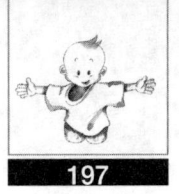

키 크기 운동 요법 C

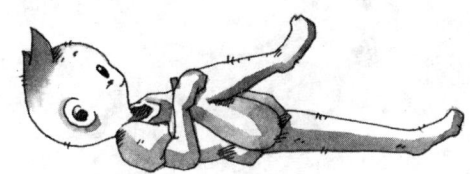

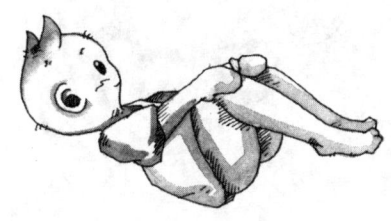

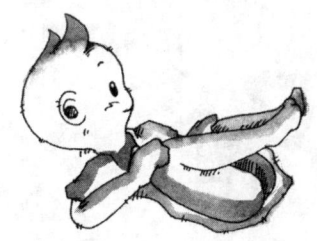

★ 한 쪽 무릎을 감싸고 당긴다. 또 한 쪽 무릎을 감싸고 당긴다. 양 무릎을 가슴 쪽으로 끌어당긴다.

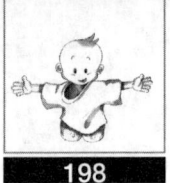

키 크기 운동 요법 C

7

★ 다음과 같은 자세에서 배에 힘을 주고 허리를 위로 올렸다 내렸다를 한다.

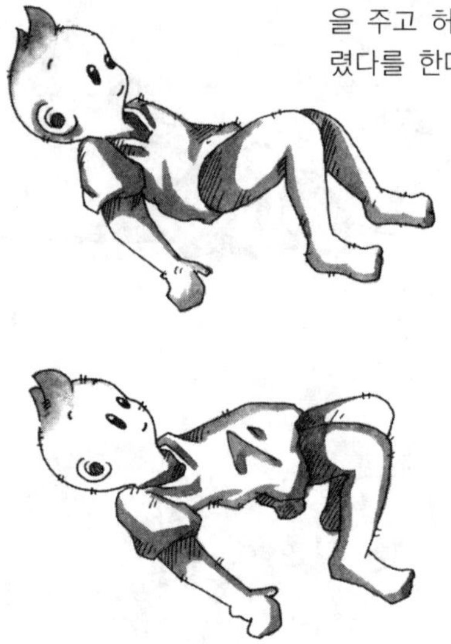

8

★ 다음과 같은 자세에서 허리에 힘을 주어 등을 올렸다 내렸다 한다.

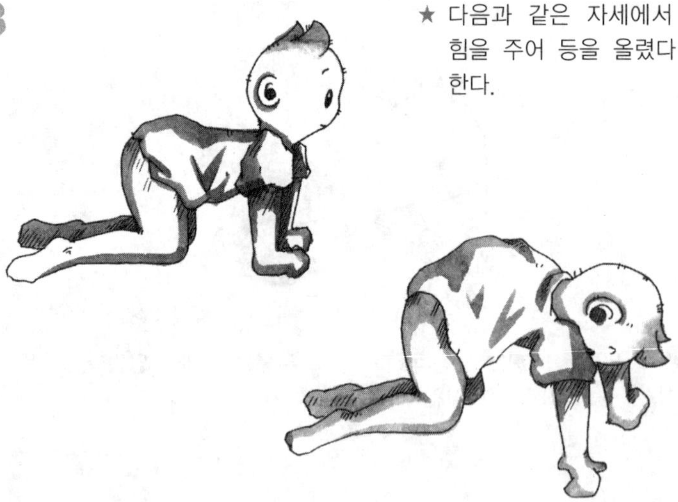

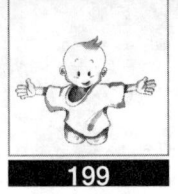

키 크기 운동 요법 C

9

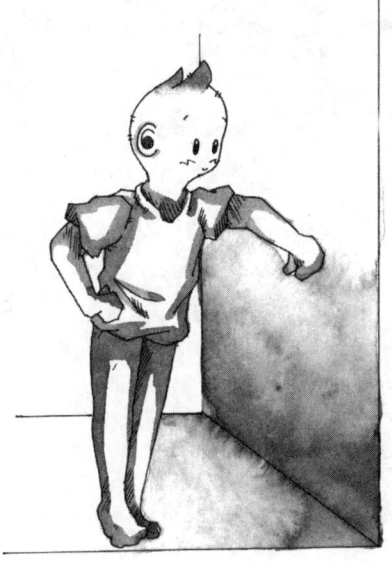

★ 한 쪽 손을 벽에 대고 체중을 벽쪽으로 싣고 몸을 지긋이 움직인다. 이때 다리에 힘을 준다.

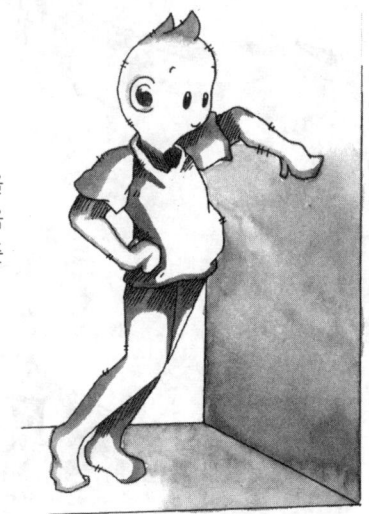

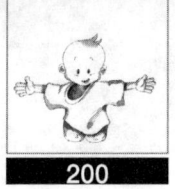

키 크기 운동 요법 C

10

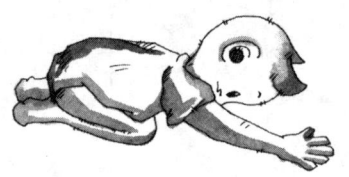

★ 꿇어 엎어진 자세에서 팔을 뻗고 허리를 앞뒤로 움직인다.

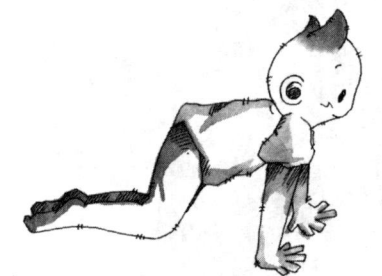

★ 등과 허리에 탄력을 안겨준다.

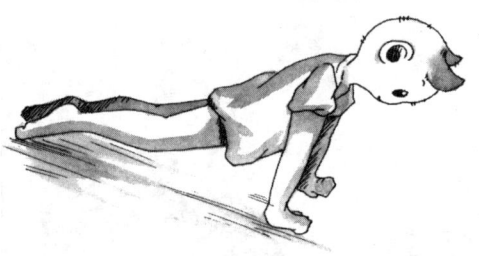

★ 양 팔을 바닥에 짚고 양 다리를 끝까지 힘주어 뻗는다.

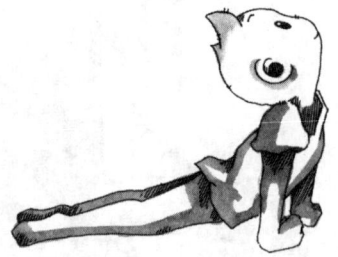

★ 두 다리를 뻗은채 허리를 꺾어 위를 쳐다본다.

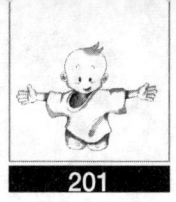

키 크기 운동 요법 C

11

★ 팔을 다리 쪽으로 힘껏 뻗어 굽혀 허리와 아랫다리 긴장을 강화시킨다.

★ 앉은 자세에서 양 다리를 벌려 발끝에 머리가 닿도록 한다. 아래 허벅지 강화가 이루어진다.

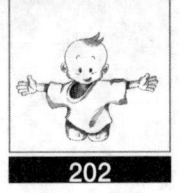

복근(腹筋) 운동

職場體操 I

1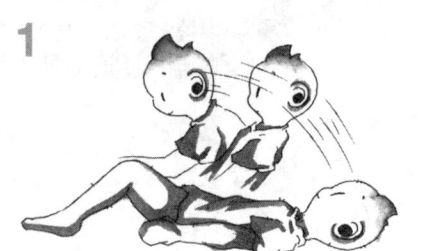

★ 허리를 강화시킨다.

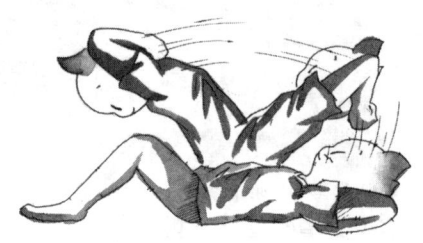

職場體操 II

1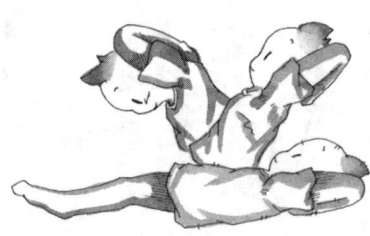

★ 누운자세에서 팔을 머리에 베개깍지하고 상체를 일으켰다 누웠다한다.

2 ★ 다리를 뻗은채 좌우로 움직인다.

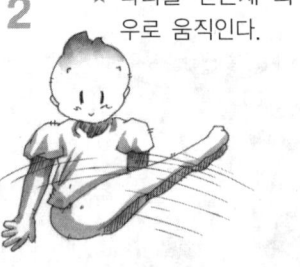

3 ★ 다리를 굽혔다 폈다한다.

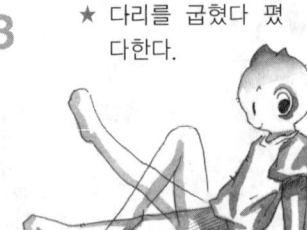

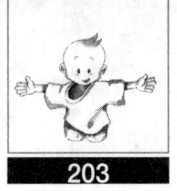

배근(背筋) 운동

2
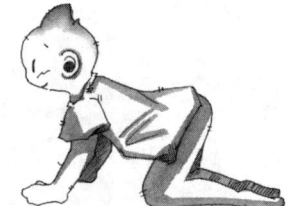
★ 허리를 강화시킨다.

3
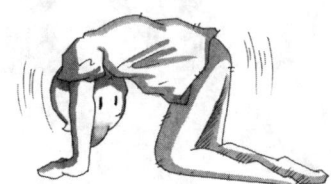
★ 고양이 자세로 둔부를 올렸다 내렸다한다.

4
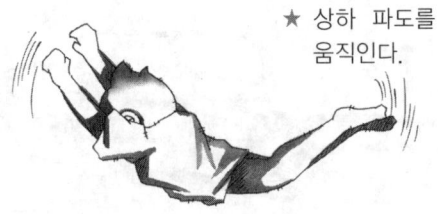
★ 상하 파도를 타듯 온 몸을 움직인다.

5
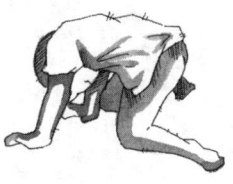
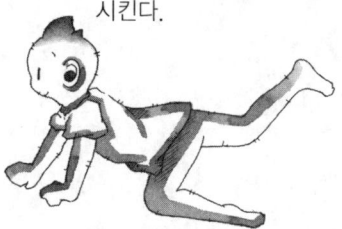
★ 어깨 허리 다리에 힘을 강화시킨다.

복근(腹筋) 운동

職場體操 Ⅲ

1

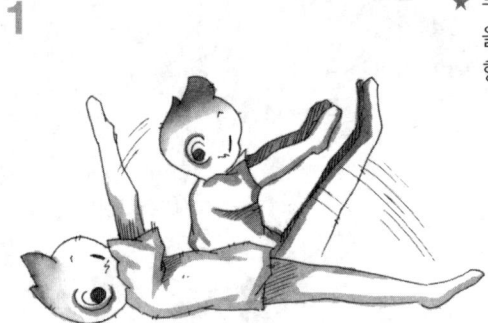

★ 누워서 팔을 공중으로 올리고 양 다리를 V자 형으로 최대한 벌린다.

2

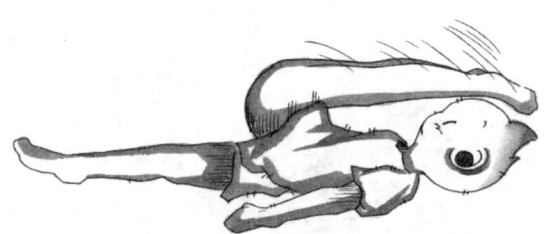

★ 한 쪽 다리는 바닥에 대고 한 쪽 다리만 최대한 머리 가까이 올린다.

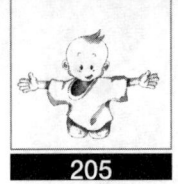

배근(背筋) 운동

3
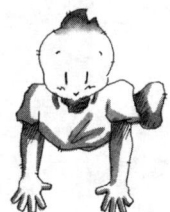 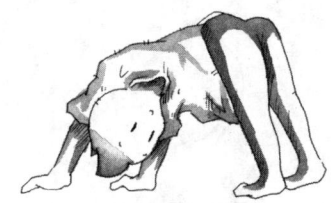

★ 어깨와 허리 운동을 강화시킨다.

4
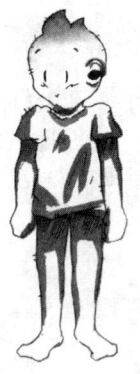

★ 일어났다 앉았다 다리를 뒤로 뻗었다한다.

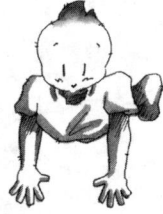

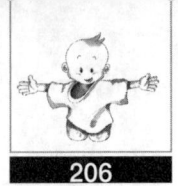

운동

職場體操 —

4

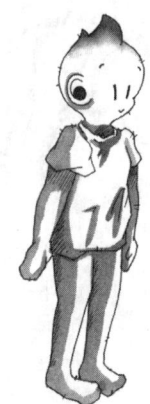
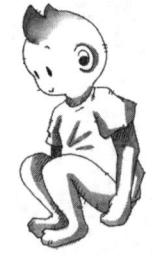

★ 앉은 자세에서 양손으로 허벅지를 감싸고 힘을 준다.

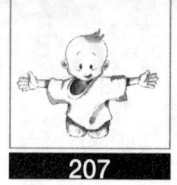

운동

5

★ 양 다리를 벌리고 코가 발끝에 닿는 느낌으로 굽힌다.

6

★ 뒤대퇴부를 깍지끼고 누웠다 일어났다한다.

7

★ 엎드려 힘껏 뻗기를 한다.

★ 최대한 앞으로 팔을 뻗고 엉덩이에 힘을 준다.

운동

職場體操 II

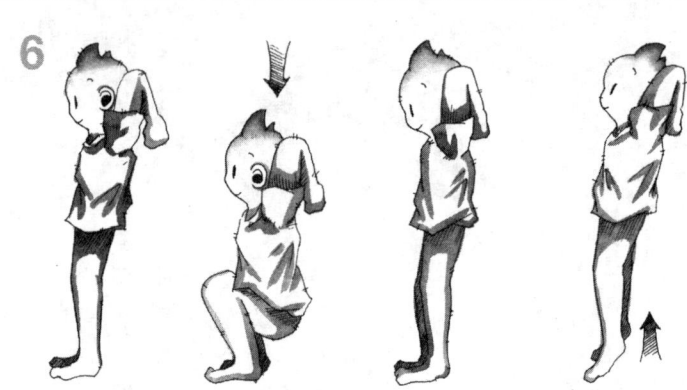

★ 두 팔을 어깨 뒤로 넘겨 모으고 앉았다 일어섰다를 한다.

職場體操 III

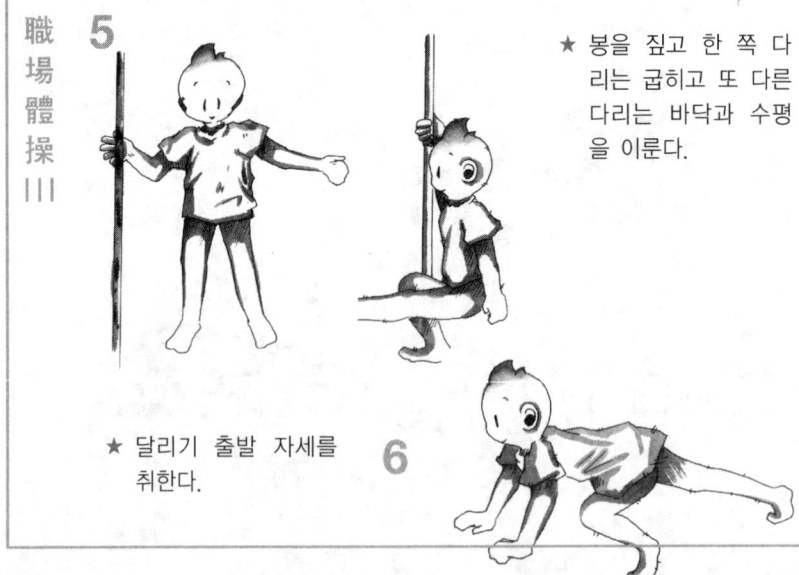

★ 봉을 짚고 한 쪽 다리는 굽히고 또 다른 다리는 바닥과 수평을 이룬다.

★ 달리기 출발 자세를 취한다.

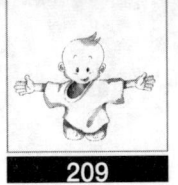

운동

7
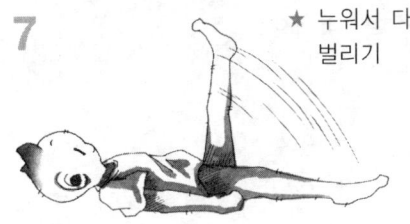
★ 누워서 다리 벌리기

8
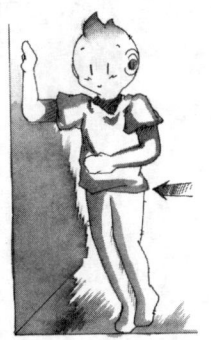
★ 한 손으로 벽을 짚고 몸 지탱하기

9
★ 몸 비틀기

7
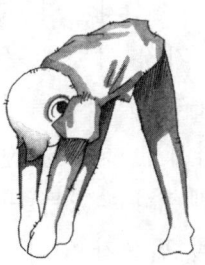
★ 앞으로 허리 굽히기

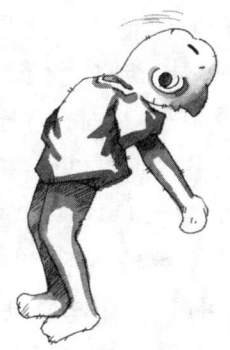
★ 뒤로 허리 제끼기

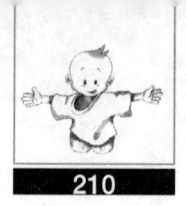

키 성장에 좋은 민간약제

　한약은 원래 민간약으로부터 시작이 되었다. 우리 조상들이 오랜 세월 동안 살아오면서 이 땅에서 함께 해온 여러 가지 식물이나 동물과 같은 것이 사람의 건강에 이로운 것을 알았다. 이것은 생활의 지혜이자 경험의 지혜라고 할 수가 있다. 이와 같은 것을 "민간약"이라고 할 수가 있겠는데 이는 앞에서도 언급한 것처럼 자연과 함께 살아오면서 체험으로 얻어진 결과인 것이다.
　그러나 양약과 같이 단순하게 해열진통제, 제산제, 영양제, 마취제라는 이름으로 사용되지 않고 가령 한 가지 식물이 풀이라면 여러 질병에 효과를 보게 된다. 이것이 민간약의 특징이다. 그러므로 민간약은 한 마디로 표현을 하자면 경험방(經驗方)이라고 할 수가 있다. 그렇다면 "키를 크게 할 수 있는 민간약"으로는 어떤 것이 있는가 하는 것을 알아둘 필요가 있다.
　이러한 민간약은 여러 가지 있으나 그 가운데 특별히 효과가 있다는 몇몇 약제를 소개하고 이것을 다시 적절하게 배합 조제를 하게 되면 한방약이 되는데 효과가 더욱 상승된다. 한 마디로 우리가 약이라고 말하는 약은 모두 민간약으로부터 시작되

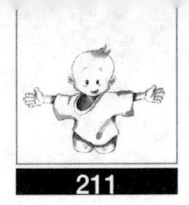

었다라는 사실만은 명심해 둘 필요가 있다. 그 가운데서 이 "키크는 민간약"이라고 하는 것은 대부분 몸에 원기를 돕는 보양제(補陽劑)나, 보기제(補氣濟) 등 혈기를 도우는 역할을 하는 것임을 먼저 알아 둘 필요가 있을 것이다. 즉 한방약제에서도 대부분을 몸을 도우는 데 필요로 하는 약제에 속하는 것이다.

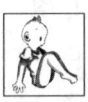 골조직을 촉진시키는 약

1. 보골지―하고지라고도 부른다.

이 풀은 콩과에 분류되어 있는 1년초생이다. 약은 열매를 상용하는데 우리 나라 전역에서 찾아볼 수가 있다. 원산지는 중국으로 알려져 있다. 비단 우리나라 뿐만 아니라 전세계 여러 곳에서 자라고 있다. 여름부터 늦가을까지 열매가 계속해 여문 열매가 떨어지므로 이 열매가 여무는 차례로 여러 번에 거둬들인다. 마지막에는 줄기를 베어 햇볕에 말린 다음 꽃받침을 벗겨버리고 씨만 모으게 된다. 높이는 대부분 1m가량 자라며 겉은 힌털이 덮여있다. 잎은 어긋나게 붙어 있으며 잎꼭지가 있고 둥근모양 또는 타원형이다. 잎 끝은 둔하고 가장자리에는 성긴 톱니가 있으며 양면에 검은 색의 점이 있다. 잎 사이에서 긴 꽃 꼭지가 나오며 머리 모양 꽃차례를 이룬 황색 또는 진한 보라색 나비모양의 꽃이 핀다. 열매는 꼬투리 열매로서 계란 모양이고 익으면 검은색을 띠며 저절로 터지지는 않는다. 8~9월에 꽃이 피며 9~10월에 열매가 익는다. 이 열매는 약간 납작한 콩팥 모양이며, 길이는 3~5mm 가량이며, 넓이는 2~3mm이고, 두께는 1.5~2mm가 보통이다. 겉은 검은색이

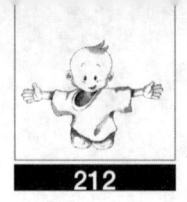

며 혹은 밤색이다. 그리고 거물모양의 무늬가 있다. 한쪽 가장
자리는 오므라져 있기도 한다. 냄새는 향기롭고 맛은 맵고 쓰
다. 씨앗이 여물고 충실하다. 보통 풀이나 열매 혹은 동물 등
좋은 약이 되는 민간약은 꼭 한 가지에만 사용되는 효력이 있
는 것이 아니므로 이를 충분히 이해해야만 한다.

  이 보골지는 주로 한방에서는 소모성 질환, 야뇨증, 만성대
방염, 요통, 등에 사용된다고 기록되어 있으나 소모성 질환에
사용된다고 하였으니 보양제에 속한다고 할 수가 있다. 특히
증응증이면 허리가 아프고 무릎이 시린 것, 음낭습한 것, 모든
냉증 마비 증상에 사용된다고 고문헌에 기록되어 있다. 그러므
로 특히 한방에서 중요시된 신허가 약의 중심이다. 양기를 돕
고 정을 보강한다. 그뿐만 아니라 명문의 화가 약해져서 생기
는 음위증, 유정에 효과가 있다고 되어 있다. 또 뼈를 튼튼하게
하고 허리 힘을 내게 한다. 이것을 보면 척추에 효과가 있는 듯
싶다. 척추는 이상에서 설명한 키를 생성시키는 요인이 되는
곳이라고 설명한 바가 있다. 한방 조제에는 이 약을 넣어 이신
환, 사신환, 보골지탕, 보골익지탕 등을 처방하게 되는데 이중
키크는 데 효과가 되는 처방도 될 수가 있다.

2. 녹용 및 녹각

  누구라도 보양약이 되는 녹용을 모르는 사람은 별반 없을 것
이다. 이 녹용은 숫사슴 또는 누렁이의 갓 자란 뿔을 체취 가공
하여 말린 것이다. 사슴뿔은 몇 해에 한 번씩 새로 나온다. 숫
사슴은 태어난 첫 해는 뿔이 없고 다음 해부터 나온다. 2년생
은 뿔가지가 둘, 3년생은 셋, 4년생은 네 개로 돋아난다. 이때
골화가 안된 어린뿔을 녹용이라고 하게 된다. 그냥 오래되어

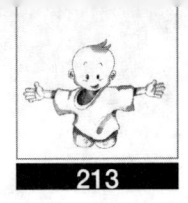

　차츰 칼슘이 침착되고 이것이 골질화되어서 굳어지면 이것은 녹각이라고 한다. 또한 뿔이 돋아나온 이듬해에는 저절로 떨어지는 것을 낙각이라고 한다. 이 사슴은 방추동물로서 산지대와 초원대에 많이 산다. 근래에 녹용을 얻기 위하여 사슴농장으로 사육하는 농가도 적지 않다. 사슴이 먹는 주요 식물은 야채류, 야생식물의 과일, 나무줄기의 순, 꽃껍질, 버섯 등이라고 할 수 가 있다. 특히 염분이 있는 지대의 식물을 사슴은 좋아한다.

　녹용은 너무 일찍 잘라내면 윗가지들이 없고 옆으로 퍼진 가지들만 나오게 된다. 채취전 준비를 단단히 하고 임하지 않으면 안된다.

　녹각은 일반적으로 10월부터 그 다음 이듬해 2월까지의 기간에 채취하여 바람이 잘 통하는 곳에서 말린다.

　녹용은 한 쪽으로 뻗은 나뭇가지 모양처럼 생겼다. 길이는 가짓수가 1~2개의 녹용이 30cm 정도이고, 가지가 3~4개인 경우는 80cm 정도가 된다. 기본 가지보다 약간 가늘어지면서 끝은 뾰쪽하게 되어 있다. 끝은 윗가지일수록 둔하게 되어 있다.

　이 뿔은 말리는 과정에서 수축되기 마련인데 불규칙하게 오물게 마련이다. 전체 표면은 회백색의 털로 뒤덮혀 있는데 끝 부분이 빽빽하고 밑 부분은 성글기 마련이다. 그러나 밑 부분의 털은 좀 길게 마련이다. 겉에는 혹처럼 생긴 작은 돌기들이 있는데 밑 부분에 있는 것은 크고 조밀하다. 겉면의 색깔은 누런 자색 혹은 밤색인데 끝 부분은 대부분 검은 밤색이다.

　또한 녹각은 한쪽으로 뻗은 구부러진 나뭇가지 모양같이 생긴 것이 보통이다. 연생에 따라 가지 수는 각기 다르나 3~4가지가 기본으로 되어 있다. 기본 가지는 30~50cm 인데 80cm 가량 되는 것도 있다. 형체는 녹용과 비슷하나 끝이 차츰 가늘

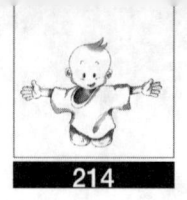

어져서 뽀쪽하면서 전체는 틀이 없고 혹모양의 돌기들이 많다. 밑 부분에는 세로간 여러 줄의 흠이 있기 마련이다. 혹모양의 돌기들은 밑 부분이 크고 끝으로 가면서 작아져서 맨 끝은 미끈하다. 골화되었기 때문에 질이 굳고 무겁다. 색은 감빛 밤색 또는 잿빛 감색이다. 다면은 둥글고 표층은 각질화되어 흰색층이 있고 가운데는 벌 둥지처럼 구멍들이 생겨나 있다. 표면은 윤기가 난다. 성미는 다소 달고 짜다고 할 수가 있으며 간 신경에 들어간다라고 되어 있다.

주 효능은 일체의 호르몬상, 허리와 다리의 통증, 당뇨증, 몽설, 피로, 피부소양감에 좋다는 것으로 되어 있다. 또 정과수, 음과 혈을 보하며 양기를 돋우며 힘줄과 뼈를 튼튼하게 한다라고 기록이 되어 있다.

그러므로 한 마디로 녹용은 전신강장약이다. 정신적 및 육체적 작업 능률을 올리고 피로감을 없애며 입맛을 상승시키고 성기능도 높인다라고 되어 있다. 이 외에도 성장 및 발육에 미치는 영향부터 피에 미치는 영향 등이 있어서 성장기의 키 크는 데 있어서는 좋은 명약이라 할만하다.

특히 이 녹용 및 녹각은 골수 세포를 늘리는 역할이 크다. 그래서 처방에 있어서는 녹용주사약, 녹용사근환, 중익귀용환, 팔선반룡교, 녹용대보탕, 녹용보약 녹용산, 반룡환 용주환 등등이 있고 4~5세 전후일 때는 녹귀탕 등이 있다. 어릴 때 이 녹귀탕을 먹이면 자랄 때 신체가 건강하며 질병에 저항력이 강해 질병을 앓지 않으며 성장도 촉진되는 것으로 알려져 있다.

3. 산수유

산수유도 대체로 널리 알려져 있다. 봄에 제일 먼저 노란꽃이 피는 것으로 유명하다. 10~11월에 빨간 열매를 따서 약한

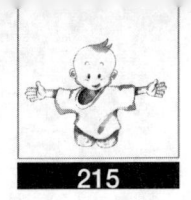

불에 볶아서 사용한다. 높이는 3~6m로 자라며 잎은 마주나며 긴 계란 모양 또는 타원형이다. 가장자리가 미끈하고 끝은 뽀족하다. 잎 뒷면의 뒷줄은 Y자 모양의 누런 밤색 털이 있는 것이 특징이다. 열매는 굳은 씨열매인데 윤기가 날수록 약효가 크다고 본다.

의방유취, 방약합편을 보면 간, 신을 보하며 근골을 튼튼하게 한다 그리고 모든 풍병과 기병 그리고 주사비를 낫게하며 다리와 무릎을 덥게 하며 콩팥을 보한다고 되어 있다.

그 외에도 요통, 혈당관계, 억균작용, 항히스타민작용 등 사용 용도가 많다. 산수유탕을 비롯하여 여러 곳에 사용될 뿐만 아니라 키 크는데 있어서 성장촉진에 좋은 효과가 있다.

4. 토사자(새삼씨)

새삼과에 속하며 일년생 덩굴풀이다. 약으로는 이 여문씨를 사용하게 된다. 가을에 덩굴을 거두어 햇볕에 말린 다음 씨를 턴다. 우리나라 전역에 잘 자라고 있는데 특별히 산기슭, 길섶 밭두렁 등에서 많이 찾을수가 있다. 잎은 없으며 여름철에 줄기에 황백색의 종 모양의 꽃이 핀다. 이 열매는 타원형으로 생겼다. 이 열매 속에 씨가 들어 있다. 문헌에 보면 이 약재인 씨를 식초 또는 소금물이나 아니면 술에 담갔다 사용을 한다고 되어 있다.

적응증은 허한 것을 보하며 기운을 돕는다. 무릎이 시리거나 소갈병(당뇨병) 등에 주로 사용된다. 그 뿐만 아니라 간과 신, 정과 골수를 보한다라고 되어 있다. 이 외에도 오줌소태, 당뇨병, 쇠약, 야맹증, 유정, 요통 등에 이용이 되는데 그 중에서도 허리와 무릎이 아프며 저리고 힘이 없다라고 할 때는 이 토사

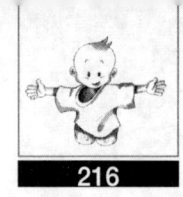

자 40g과 우슬 80g을 함께 술에 담갔다 건져서 햇볕에 말린 다음 가루를 낸다. 약재로 담갔던 술에 밀가루 풀을 반죽해서 작은 알약을 만든다. 이 약을 1회에 20~30알씩 술로 먹는다. 이 토사자가 일반적으로 양기를 도우며 신정을 보하는 것으로 되어 있다. 그래서 뼈를 튼튼하게 해주며 허리의 힘을 세게해 준다. 허리힘이라고 하는 것을 보면 척추를 강하게 한다고 하는 뜻이다. 한방에서는 신허가 되면 주로 허리와 무릎이 시리며 아프게 되고 다리가 저리게 된다. 그러니 키 성장에도 좋은 것은 틀림이 없다. 다른 약제로는 오자환, 쌍보환, 토사자탕과 같은 한방 처방이 있다.

5. 복분자

요즘 복분자에 대한 연구가 활발하게 이루어지고 있다. 복분자는 산딸기를 의미한다. 산딸기는 넝쿨딸기와 일반 산딸기로 구분되지만 비슷하다. 산속을 헤매다보면 줄기와 가지에 가시가 붙어 있고 계란과 같은 타원형 잎에다 가장자리는 톱날과 같이 생겨져 있는 잎이 있다. 어린 잎에는 틀도 있다. 핵과는 여러 개의 원추형 둥근 편구형을 이루고 있다. 어느 지방에서는 이 복분자를 "북분자 딸기"라고 호칭하기도 한다. 맛은 약간 달며 신것이 특징이다. 이 복분자 역시 허한 것을 도와 기운을 내게 하고, 성기능을 높인다고 되어 있다. 그러니 보양에 제격이라고 할 수가 있다. 간을 보하고 눈을 밝게 한다로 되어있다. 이 열매에는 탄수화물, 유기산, 비타민, 색소성분등이 들어 있다. 탄수화물로는 포도당 43%, 과당 8%, 서당 6.5%가 들어 있으며 많은 양의 "펙틴"이 들어 있다. 작용도는 신정을 보강하며 남성의 정액부족, 여성의 자궁병으로 인한 불임 등에 주

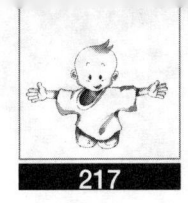

로 사용된다. 주로 신허에 사용이 됨으로 일종에 호르몬 생성 역할이라고도 볼 수가 있을 것이다. 처방제로는 복분자환, 복분자술 등이 있는데 아무튼 복분자는 키 생성에 효과가 있다.

6. 육종용

높이가 15~40cm로 자라는 다년생 더부살이 식물이다. 줄기는 기둥 모양으로 생겼으며 육질이 두꺼우며 색은 대체로 노란 것이 보편적이다. 일반적으로는 가지가 없는데 때로는 밑통으로부터 2~3개의 가지가 갈라지는 것도 있다. 줄기에는 육질의 비늘 같은 잎이 많이 덮혀 있어서 마치 기왓장을 엎어 놓은 것같이 흡사 보인다. 꽃은 5~6월에 피며 열매는 6~7월에 익는다. 모양은 둥근 기둥 모양이며 눌린것처럼 납작한 것이 특징이다. 고 문헌을 보면 이 육종용은 성미가 따뜻하며 달고 씨고 짠 것이 특징이다. 신양과 정수를 보한다라고 하고 피부나 얼굴색을 좋게 하는 것으로 되어 있다. 또 이 약은 전신강장약, 성기능자극약, 보약 등등 주로 여러 가지 만성소모성 질병에 쓰이게 된다.

7. 두충

두충나무과에 속한다. 고무질인 나무껍질을 주로 약으로 사용을 한다. 봄·여름에 주로 줄기의 껍질을 벗겨내 겉껍질은 긁어내 버리고 이것을 햇볕에 말리운다. 높이는 20m까지 자라는 딸기 나무이다. 잎은 타원형 모양으로 길이는 7~15cm, 넓이는 3.5cm~6.5cm이며 끝이 뾰쪽하고 가장자리에는 톱니가 있다. 꽃은 4~5월에 피고 열매는 9월에 익는다. 겉껍질은 연한 잿빛 밤색이고 세로간 홈과 가로간 잔 틈이 있다. 두꺼운 겉

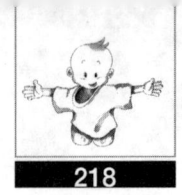

껍질은 이미 깎아버렸으므로 겉이 연한 밤색을 띠고 비교적 평탄하다. 안쪽은 어두운 보라색이며 매끄럽게 되어 있다. 성미는 달며 약간 맵고도 따스하다. 간신을 보호하며 근골을 튼튼하게 하여 정기를 보한다 라고 되어 있다. 이것을 오래 먹으면 몸이 가벼워 지면서 늙지 않는다고 되어 있다. 이것 말고는 허리와 다리의 통증을 낫게 하며 속을 보하며 힘줄 뼈를 튼튼하게 하여 정기를 보한다고 되어 있다. 그 뿐만 아니라 허리가 조여들고 다리가 시큰한 것도 잘 낳는다고 되어 있다. 역시 이 두충도 신을 보하며 정기를 보한다고 하고 있다. 다음으로 뼈를 튼튼하게 하며 허리 힘을 세게 한다. 그 뿐만 아니라 신허로 허리가 아프며 다리가 연약하고 힘이 없는데에도 사용이 된다. 이 두충은 신허인 요통이나 다리가 연약한데 사용될 뿐만 아니라 고혈압 치료약 진정약, 진통약, 신경염, 신경통 등에 이용이 되는 것은 역시 보약에 가깝기 때문이다. 한방 처방에는 두충탕, 두충합제 두충산과 같은 약이 있다.

8. 해마(바닷말)

실고기과에 속하는 바닷물고기이다. 몸집은 5~15cm로 소형이라고 할 수가 있다. 골판으로 덮히고 머리가 말대가리처럼 모양이 생겨 있으며 주둥이는 관상과 같이 생겨져 있다. 몸색은 갈색이다. 그리고 곧추서서 등지느러미로 헤엄을 친다. 꼬리는 주로 해초를 감는데 이용된다. 잡아서 그 전체를 약으로 사용을 한다. 이것은 어느 때나 잡을 수가 있는데 8~9월에 잘 잡힌다. 잡은 다음은 내장을 버리고 햇볕에 말려 약으로 사용하게 된다. 몸전체는 길며 약간 구부러져 있고 길이는 10~25cm는 된다. 윗 부분은 약간 납작하며 직경이 2~3cm는 된

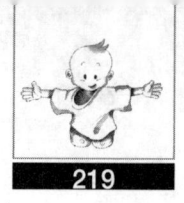

다. 이 해마는 주로 양허에 많이 쓰며 합계를 대용한다. 신장을 덥히며 신양을 보하고 정창, 중독을 없앤다로 본초강목은 말하고 있다. 현대 의학적 용도로는 보약, 신경자극약, 성신경쇠약, 기관지 천식, 야뇨증 등에 사용되는 것으로 되어 있다.

9. 호도육(호두살)

호두나무는 가래나무과에 속한다. 우리가 흔히 말하는 호두 알맹이를 뜻한다. 천안의 명물 "호두"라고 하면 누구나 한번은 들어서 알만할 것이다. 약으로는 이 열매의 씨, 즉 살(육)을 사용하게 된다. 기후적으로 따뜻한 곳에 생육됨으로 중부 일대가 제격이다.

가을에 익은 열매를 따서 열매 껍질을 벗끼고 살을 떼내어 물어 씻어서 햇볕에 말린다. 알맹이는 둥근 계란모양 속에 들어 있고 주름이 많다. 이 호두살은 살을 찌게 하고 몸을 튼튼하게 하며 피부를 윤택하게 한다. 또 머리털을 검게 하기도 한다고 고문헌에 나타나 있다. 보약으로 주로 많이 사용이 되는데 기혈과 근골에 큰 영향을 준다라고 되어 있다. 그래서 간신을 보하며 허리와 무릎을 따뜻하게 해주는 역할을 한다. 한방 처방으로 청아환이 있다.

10. 오가피

요즘 신문지상에 많이 광고하고 있는 약재이다. 이 오가피 나무는 뿌리와 껍질 말린 것을 주로 사용한다. 이 역시 고문헌을 보면 근골을 튼튼하게 하고 아이의 힘줄과 뼈가 연약해 있어서 보행이 어렵고 늦는 경우에 많이 사용을 한다. 주로 하체 쪽 관절과 풍습과 관절통 특히 좋은 것으로 되어 있다.

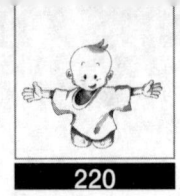

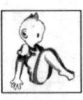 키 성장에 좋은 한방 처방

인삼당귀산

당귀	6
천궁	6
가자약	6
적봉령	3
반하나	3
인삼	3
진피	3
아교주	3
세신	3
오미자	3
감초	3
생강	3쪽
대조	2알

이상의 약을 물에 달여서 식사와 식사 사이에 먹는다. 하루 두 첩을 복용한다.

용도: 기혈을 보호하고 가래를 삭이며 기침을 멎게 하는 처방이다. 그리고 몸이 허약하여 앓고 난 이후에 보약으로 사용이 된다. 그러므로 기혈이 허한 아이에게 사용을 하면 키이 성장에도 효과가 있다. 약제는 가감을 할 수가 있다.

녹각산

녹각	40
인삼	20
당귀	20
구자	20
녹용	40
상표초	20
보골지	20
백자인	10
백복신	30
천궁	20
용골	20
감초	10

이상의 약을 조제하여 가루를 낸다. 한 번에 20g씩 생강 5쪽 대조 2개와 함께 달여서 먹기도 한다.

용도: 신양과 골수를 보호하며 머리를 좋게 한다. 신경과 기혈이 모자라 몸이 쇠약하고 빈혈 신경쇠약 등 편식하는 아이에게 좋다.

녹용대보탕

육종용	4
백출	2.8
작약	2.8
오미자	2.8
숙지황	2

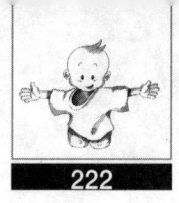

감초	1
두충	4
육계	2.8
반하	2.8
당귀	2
황기	2
생강	3쪽
인삼	2.8
포부자	2.8
백복령	2
녹용	2
대조	2개

　　신양, 기혈을 보하며 기혈을 돕게하는 반면 하체가 허하면서 찬 것을 보하며 덥게해 준다. 얼굴에 핏기가 없으며 정신상태가 우울하며 활동이 활발하지가 않다. 허리와 손발이 주로 찬 증세를 나타낸다. 식은땀을 내는 수도 있다. 이 약은 전신간장 보혈작용, 강심작이 있으며 허약자 빈혈, 만성소모성질환 회복기 등에 사용이 가능하다. 키 성장에도 유효하다.

황기 건중탕

황기	4
계지	12
가자약	20
생강	5쪽
자감초	4

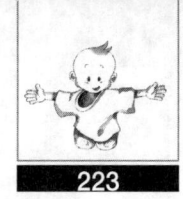

위에 약을 물에 달여서 찌거기는 버린 다음 검정엿 40g을 넣고 다시 약간 달여서 먹는다. 이 처방은 비위를 덥게 하고 복통을 멈추게 한다. 몸이 약하여 기운이 없으며 피곤이 쉽게 오는 경우다. 또 땀을 흘리기도 하는데 날씨가 차가워질때마다 복통을 느낄 수가 있다. 가감방으로는 소건중탕, 당귀건중탕, 건리탕 등이 있다.

육군자탕

반하	6
진피	4
백출	6
인삼	4
백복령	4
감초	4
생강	3쪽
대조	2알

원기와 비위를 보하며 담습을 없앤다. 비위 허약으로 입맛이 없고 먹은 것이 잘 내리지 않으며 명치 끝이 답답하고 윗배가 불룩한데 설사를 하는 경우가 있는데 온몸이 노곤하고 쉽게 피로해지고 추위를 타는 사람을 말한다. 이 육군자탕은 강장작용, 건위 소화작용이 있다.

키 클리닉에 오신 것을 환영합니다!!

키가 쑥쑥 자라는 책

2002년 12월 10일 인쇄
2002년 12월 20일 발행

지은이/ 황 종 찬
펴낸이/ 최 상 일

펴낸곳/ 태을출판사
서울특별시 강남구 도곡동 959-19
등록/ 1973년 1월 10일(제4-10호)

©2002, TAE-EUL publishing Co., printed in Korea
잘못된 책은 구입하신 곳에서 교환해 드립니다.

■ 주문 및 연락처

우편번호 100-456
서울특별시 중구 신당6동 52-107(동아빌딩 내)
전화: 2237-5577 팩스: 2233-6166

ISBN 89-493-0232-2 13510

이 책의 저작권은 태을출판사에 있으므로 출판사의 허락없이 무단으로 복제·복사·인용 사용하는 것은 법으로 금지되어 있습니다.